Amy Malmsberry Kaye

# Baclofeno intratecal: impacto sobre el crecimiento en niños con espasticidad

Amy Malmsberry Kaye

# Baclofeno intratecal: impacto sobre el crecimiento en niños con espasticidad

ScienciaScripts

**Imprint**



Cover image: www.ingimage.com

This book is a translation from the original published under ISBN 978-3-330-65368-9.

Publisher:
Sciencia Scripts
is a trademark of
Dodo Books Indian Ocean Ltd. and OmniScriptum S.R.L publishing group

120 High Road, East Finchley, London, N2 9ED, United Kingdom
Str. Armeneasca 28/1, office 1, Chisinau MD-2012, Republic of Moldova, Europe
Managing Directors: Ieva Konstantinova, Victoria Ursu
info@omniscriptum.com

Printed at: see last page
**ISBN: 978-620-8-50835-7**

**Resumen**

La espasticidad está presente en el 80% de los niños con parálisis cerebral (PC) y en el 50% de los que han sufrido una lesión cerebral traumática (LCT) (Tilton, 2015; O'Shea, 2008). El deterioro del crecimiento entre los niños con discapacidad motora secundaria a una lesión del Sistema Nervioso Central (SNC) es común e interfiere con la movilidad, el funcionamiento, la comodidad y la Calidad de Vida (CdV) (Vles, 2011; Mullarkey, 2009; Krick, Murphy-Miller, Zeger, & Wright, 1996). La espasticidad puede variar de leve a grave y afectar a cualquier parte del cuerpo (Mullarkey, 2009). Existe una amplia gama de modalidades de tratamiento para manejar la espasticidad que afectan al niño, a los padres o cuidadores y a un equipo sanitario multidisciplinar (Brashear & Lambeth, 2009; Duff & Morton, 2007).

Históricamente, las anomalías nutricionales y hormonales han sido los factores clave que han contribuido al retraso del crecimiento en niños con parálisis cerebral (Kuperminc & Stevenson, 2008; Thommessen, M. et al., 1991). La evaluación pediátrica del crecimiento es un estándar de cuidado para todos los niños que buscan atención médica (Krick, Murphy-Miller, Zeger, & Wright, 1996). La monitorización de los parámetros de crecimiento de los niños a lo largo del tiempo, al tiempo que se garantiza la obtención de los estándares esperados establecidos por los Centros para el Control de Enfermedades (CDC, 2000) y los Centros Nacionales de Estadísticas Sanitarias, es imprescindible para gestionar las deficiencias (Pryor & Thelander, 1967). Las modalidades de tratamiento nutricional y no nutricional son las más eficaces para reducir las consecuencias de la espasticidad y el deterioro del crecimiento tras el descubrimiento de las anomalías (Kuperminc, et al., 2013). Las observaciones clínicas han concluido una probable asociación de un mayor gasto calórico en asociación con la espasticidad (Andrew & Sullivan, 2010; Hemingway, McGrogan & Freeman, 2001). Los antiespasmódicos orales y la fisioterapia son la primera línea de tratamiento para la espasticidad. El uso de la terapia de Baclofeno Intratecal (ITB) es un método seguro y eficaz para controlar la espasticidad generalizada (Gilmartin, et al., 2000; Penn, 1992).

El impacto observado que el ITB tiene en la reducción de la espasticidad se ha demostrado a través de numerosos ensayos clínicos; sin embargo, la asociación entre la reducción de la espasticidad y el crecimiento posterior carece de investigación (Awaad, et al., 2002; Shilt & Cabrera, 2005). A través de la observación retrospectiva de las medidas de crecimiento de altura, peso e Índice de Masa Corporal (IMC) a lo largo del tiempo, se estudiaron los cambios en el crecimiento de los niños que recibían ITB. La comprobación de la relación entre el control de la espasticidad, el crecimiento y el tratamiento con ITB a través del análisis cuantitativo se vio comprometida debido a la falta de datos. Se realizaron adicionalmente estudios de casos para observar el crecimiento a lo largo del tiempo en seis sujetos que tuvieron el mayor de los encuentros con las mediciones de crecimiento. Entre los estudios de casos, dos varones presentaron un crecimiento normal en comparación con cuatro mujeres que tuvieron un crecimiento inferior al de sus compañeros. Todos los estudios de casos demostraron una espasticidad controlada con la aplicación del ITB y una reducción de las puntuaciones de espasticidad de Ashworth.

A pesar de la falta de datos, se llevó a cabo un análisis de regresión lineal para pendientes e interceptos aleatorios basados en puntuaciones z. Los resultados demostraron un aumento no significativo de la estatura, una disminución no significativa del peso y una disminución significativa del IMC en el grupo de muestra. Estos hallazgos justifican la realización de un diseño de estudio que permita realizar mediciones estándar apropiadas en momentos específicos para los niños con espasticidad que reciben ITB y los que no reciben ITB. La revisión de la literatura apoya las mejoras en el crecimiento secundarias a la administración de ITB para la reducción de la espasticidad, y con la implementación de la alimentación por sonda de gastrostomía (Henderson, et al., 2007). La implementación de cuidados estándar para todos los niños, específicamente aquellos con trastornos del SNC es crucial para la identificación temprana del retraso del crecimiento (Pin, McCartney, Lewis & Waugh, 2011).

# ÍNDICE

**Capítulo 1**
**Introducción**

La etiología del retraso del crecimiento en niños con trastornos del Sistema Nervioso Central (SNC) se ha asociado tanto a insuficiencias nutricionales como a anomalías hormonales. Una nutrición adecuada y el mantenimiento de la integridad fisiológica favorecen el crecimiento, el desarrollo y las funciones fisiológicas necesarias para mantener la vida (Andrew & Sullivan, 2010). Las lesiones del SNC interfieren en el proceso normal de crecimiento. La progresión del crecimiento puede verse interrumpida o afectada por una disfunción motora, como la espasticidad, que suele producirse en presencia de trastornos del SNC (Vles, 2011; Mullarkey, 2009). Faltan investigaciones sobre el papel de la espasticidad como factor que contribuye al deterioro del crecimiento. Los enfoques terapéuticos para reducir la espasticidad pueden tener el potencial de mejorar el deterioro del crecimiento. El objetivo de este proyecto de tesis es determinar si el crecimiento puede mejorarse con la reducción de la espasticidad mediante la administración de terapia de Baclofeno Intratecal (ITB). Aunque el ITB ha demostrado ser eficaz para el tratamiento de la espasticidad y los problemas de movilidad concomitantes, no se ha determinado si el efecto del ITB en la reducción de la espasticidad presenta un beneficio adicional de mejora de la capacidad de crecimiento.

La espasticidad es un trastorno motor caracterizado por un aumento de la resistencia dependiente de la velocidad al movimiento pasivo de un músculo cuando se estira en el movimiento de extensión (Lance, 1980). Se observa con frecuencia en pacientes con daños en el sistema de neuronas motoras superiores (Pin, McCartney, Lewis y Waugh, 2011; Lance, 1980). La espasticidad de origen cerebral o espinal es un síntoma de afecciones neurológicas que han causado lesiones en el SNC (cerebro y médula espinal), donde se regula la función muscular (Vles,2011; Mullarkey, 2009). La espasticidad de origen cerebral está asociada a la parálisis cerebral (PC), la lesión cerebral traumática (LCT), el daño cerebral anóxico, la adrenaoleucodistrofia, la fenilcetonuria y los accidentes vasculares cerebrales (AVC; también conocidos como ictus). La espasticidad de origen medular implica cualquier lesión de la médula espinal, así como el proceso autoinmune de degeneración de la mielinización de los nervios espinales asociado a la esclerosis múltiple. La distribución de la espasticidad puede ser local o generalizada, afectando a cualquier grupo muscular, con una gravedad que varía de leve a grave (Mullarkey, 2009).

La espasticidad, secundaria a ciertas afecciones neurológicas, es un síntoma que afecta a un número considerable de niños (Mullarkey, 2009). El número de niños que padecen espasticidad en Estados Unidos puede aproximarse examinando la prevalencia de los trastornos motores que se asocian con mayor frecuencia a la espasticidad, es decir, la PC y la LCT (Zorowitz, et al., 2008). La prevalencia de la PC oscila entre 1 y 4 de cada 1.000 niños o nacidos vivos (Maenner, et al., 2012). La espasticidad se presenta como el síntoma predominante en aproximadamente el 80% de la población pediátrica con PC (Tilton, 2015). En 2012, 473.947 niños entre 0 y 14 años experimentaron una LCT. De todos los incidentes de LCT en niños, aproximadamente el 50% desarrollaron trastornos motores en asociación con el desarrollo de espasticidad (CDC, 2013; Zafonte & Srikrishnana, 2011; Greenwald & Rigg, 2009; Michaud, et al., 2007).

Los niños incluidos en esta revisión retrospectiva de gráficos presentaban o bien paraparesia (parálisis que afecta a las extremidades inferiores), hemiplejía espástica (aumento del tono en la mitad del cuerpo) o cuadriplejía espástica (aumento del tono muscular en todas las extremidades) (Taber's Cyclopedic Medical Dictionary, 2014). Una revisión de la literatura científica relacionada con el crecimiento en niños con PC encontró que el 35-40% de estos niños presentan hemiplejia (Zonta et al., 2009). En presencia de hemiplejia, se ha observado que la masa muscular es de mayor tamaño en el lado del cuerpo no afectado por la espasticidad que en el lado afectado, considerándose un factor contribuyente el aumento del tono a lo largo del tiempo (Zonta, et al., 2009).

La etiología de la PC es secundaria a complicaciones perinatales, prenatales o postnatales (Tilton, 2015; Maenner, et al., 2012; Pin, McCartney, Lewis, & Waugh, 2011; Zonta, et al, 2009; Centers for Disease Control (CDC), 2002). El desarrollo de una lesión de la neurona motora superior contribuye al desarrollo de una encefalopatía no progresiva con discapacidades del neurodesarrollo posteriores (Tilton, 2015;

Samson-Fang & Bell, 2013; Maenner, et al., 2012; Pin, McCartney, Lewis, & Waugh, 2011; Zonta, et al, 2009; CDC, 2002). Las observaciones de un gran número de niños a lo largo del tiempo apoyan la evidencia científica de que los niños con PC espástica crecen más lentamente. Los factores contribuyentes no resueltos dan lugar a un hábito corporal generalmente más pequeño, con menos grasa corporal que repercute en el peso total y la masa muscular (Kuperminc, et al., 2013; Samson-Fang & Bell, 2013; Zonta, et al., 2009; Kumperminc & Stevenson, 2008; Henderson, et al., 2007; Himmelmann, et al., 2007).

Otra de las principales causas de espasticidad en los niños es TBI. Casi ahogamiento, Síndrome del Bebé Sacudido, y traumatismo craneoencefálico contundente son las causas asociadas de TBI en niños (Richmond & Rogul, 2014). Como se observa en la PC, el daño del SNC después de una LCT resulta en el desarrollo de espasticidad con diferentes grados de discapacidad y aparición, impactando la recuperación y rehabilitación (Pin, McCartney, Lewis & Waugh, 2011; Greenwald & Rigg, 2009). Debido a la prevalencia de la espasticidad y las consecuencias de la alteración del crecimiento en individuos con PC y LCT, la intervención temprana es el mejor enfoque de tratamiento posible para los factores nutricionales y no nutricionales relacionados (Krick, Murphy-Miller, Zeger & Wright 1996).

Actualmente se dispone de intervenciones farmacológicas, rehabilitadoras, ortopédicas y neuroquirúrgicas para prevenir las anomalías posturales y de movimiento observadas en niños con espasticidad. El objetivo principal de las modalidades de tratamiento es la reducción del tono muscular con la mejora de la amplitud de movimiento, la movilidad y la comodidad (Motta, Antonello, & Stignani, 2011; Pellegrino, 2007). Una de estas intervenciones farmacológicas utilizadas para reducir la espasticidad en niños es la ITB (Brashear & Lambeth, 2009). A través de rigurosas investigaciones clínicas, la ITB ha demostrado ser segura y eficaz para el tratamiento de la espasticidad tanto en niños como en adultos con diagnóstico de PC o LCT (Guillame, et al., 2005; Gooch, et al., 2004; Awaad, et al., 2002; Bjornson, et al. 2001; Scheinberg, et al., 2001; Gerszten, et al., 1998, Gianino, et al., 1998).

**Espasticidad y crecimiento**

Los niños con espasticidad tienen un mayor riesgo de experimentar deficiencias en el crecimiento (Zonta, et al., 2009; Kuperminc & Stevenson, 2008; Henderson, et al., 2005). El momento en que se produce la lesión cerebral, el tipo de trastorno del movimiento y la gravedad de la disfunción motora, en la medida en que afecta a la capacidad del niño para satisfacer sus necesidades nutricionales, tienen la propensión a repercutir en el crecimiento y el desarrollo (Zonta, 2009). Otras investigaciones en torno a las causas de la reducción del crecimiento lineal y el bajo Índice de Masa Corporal (IMC) entre los niños con PC apoyan factores contribuyentes tanto nutricionales como no nutricionales (Hamza, Ismail y Hamed, 2011; Andrew y Sullivan, 2010; Stevenson, Roberts y Vogtle, 1995). Supervisar el impacto potencial de la espasticidad en el crecimiento y el estado del bienestar general del niño es clave para la prestación de una atención de calidad y una evaluación sanitaria exhaustiva.

En particular, la espasticidad tiene la capacidad de influir en la función oral-motora y en la ingesta calórica posterior, afectando al crecimiento debido a las anomalías posturales necesarias para sentarse erguido (Bell, et al, 2010; Stevenson, Roberts & Vogtle, 1995). Los problemas de alimentación subsiguientes en niños con discapacidades se asocian a menudo con un retraso del crecimiento cuando van acompañados de problemas de masticación mecánica que implican un rendimiento motor grueso, un deterioro de la autoalimentación o una disfunción oral-motora (Thommessen, M. et al., 1991). La prioridad del tratamiento nutricional se refleja en los niños con parálisis cerebral cuando los profesionales sanitarios no integran intervenciones para abordar las discrepancias de crecimiento descubiertas con la utilización de las tablas de crecimiento de los CDC (2000) (Kuperminc, et al., 2013; Walker, et al., 2012).

Al evaluar la nutrición, es necesario reconocer la alimentación como una actividad social con mayor riesgo de deficiencia en niños con necesidades especiales (Samson-4Fang & Bell, 2013). Mientras que el crecimiento y el desarrollo pueden ser interpretados como un reflejo de la capacidad de los padres o cuidadores para nutrir o cuidar a un niño, la presencia de desnutrición en niños con espasticidad puede ser preocupante para el cuidador (Samson-Fang & Bell, 2013). Un estudio ha demostrado que, a pesar de la institucionalización, los niños con discapacidad que cuentan con servicios de apoyo a tiempo completo (como enfermería) crecen mejor en un centro residencial que en un hogar privado (Henderson, et al., 2007). El suministro garantizado de nutrición a las personas con déficits neurológicos que viven en centros residenciales contribuye a mejorar los patrones de crecimiento (Henderson, et al., 2007).

Los factores no nutricionales asociados a la espasticidad que pueden afectar al crecimiento incluyen la falta de actividad de soporte de peso (debido a la incapacidad de mantenerse erguido) y el gasto calórico excesivo (debido a la contracción muscular continua) (Kuperminc, et al., 2013; Zonta, et al., 2013; Bell, et al., 2010; Kuperminc & Stevenson, 2008; Henderson, et al., 2007). Los individuos que experimentan tetraplejia espástica comúnmente tienen alteraciones en el tono muscular de las extremidades y el torso (Zonta, et al., 2009). Las alteraciones motoras asociadas interfieren con la capacidad de iniciar el movimiento y estar físicamente activo mientras se está de pie (Zonta, et al., 2009; Kuperminc & Stevenson, 2008). Cuanto más grave sea la espasticidad que presente una persona, mayor será la probabilidad de que experimente contracturas y un retraso notable del crecimiento (Zonta, et al., 2009; Krick, Murphy-Miller, Zeger & Wright, 1996).

La escoliosis es frecuente en niños con espasticidad debido a la debilidad y el desequilibrio del tronco, así como al tono muscular espástico paraespinal (Scannell y Yaszay, 2015). Esta afección provoca una estatura más baja secundaria a la curvatura de la columna vertebral y a una mala postura. Cuanto más generalizada y grave es la espasticidad y las limitaciones funcionales, más progresa la escoliosis (Koop, 2009).

Se producen anomalías hormonales que afectan al crecimiento en niños sin lesión del SNC. Las diferencias focales y notables de crecimiento en niños con parálisis cerebral y traumatismo craneoencefálico que no han pasado por la fase puberal ha dado lugar a estudios que evalúan el papel de la endocrinopatía en el crecimiento. A pesar de la importancia conocida de las influencias hormonales sobre el crecimiento después de LCT, así como los niveles de la hormona del crecimiento en niños con parálisis cerebral, la asociación entre la dinámica del crecimiento y la espasticidad falta en la literatura actual (Kuperminc y Stevenson, 2008).

**Medición de la espasticidad**

La espasticidad se mide mediante la aplicación de una herramienta de evaluación conocida como Escala de Ashworth modificada (MAS) o puntuación de la Escala de Ashworth (Apéndice 2). El reflejo de estiramiento provocado por individuos con espasticidad refleja la función neuromotora (Awaad, et al, 2002). El tono muscular se evalúa objetivamente mediante la aplicación del sistema de puntuación estandarizado común a los fisioterapeutas y otros profesionales sanitarios relacionados con la neurorrehabilitación (Awaad, et al., 2002). La escala de Ashworth se presentó por primera vez en 1964 (Johnson, 2002). En la actualidad, la puntuación MAS es una herramienta clínicamente aceptada para medir el tono muscular debido a una modificación de la Escala de Ashworth original en 1987 por Bohannon y Smith (Johnson, 2002). La EAM se utiliza habitualmente para medir los resultados tras una intervención que implique la elicitación del tono muscular. El propósito principal de utilizar una escala estandarizada como la EAM es documentar objetivamente el grado de estiramiento encontrado en entidades patológicas específicas asociadas con la espasticidad (Damiano, et al., 2002; Johnson, 2002). Se considera espasticidad grave una puntuación superior a (3) en la MAS. La descripción de las puntuaciones específicas se encuentra en Apéndice 2.

**Medición del crecimiento**

La aplicación de referencias de crecimiento para todos los niños proporciona a los clínicos la capacidad de realizar una evaluación precisa de la gravedad del retraso en el crecimiento de un niño en comparación con la media de la población pediátrica hasta los 20 años (Krick, Murphy-Miller, Zeger & Wright 1996). Las mediciones antropométricas registradas permiten observar y evaluar los parámetros de crecimiento de talla y peso obtenidos a lo largo del tiempo (Pryor & Thelander, 1967). Mediante el modelado estadístico de los patrones de crecimiento de miles de niños nacidos en Estados Unidos, las revisiones de las tablas de crecimiento de los CDC de 1977 dieron lugar a unos estándares establecidos (CDC, 2000). Las tablas representan la diversidad racial y étnica y abarcan una combinación de lactantes alimentados con leche materna y artificial nacidos a distintas edades gestacionales. Estos parámetros establecidos de crecimiento normal específicos para la edad y el sexo se siguen utilizando en la actualidad (CDC, 2000). Esta investigación utilizará las tablas de crecimiento desarrolladas por el Centro Nacional de Estadísticas Sanitarias, junto con los CDC (2000), para trazar las medidas antropométricas obtenidas durante la revisión retrospectiva de las tablas.

**Marco teórico del estudio**

Basándose en la teoría y la síntesis de conceptos, la aplicación del Modelo de Donabedian al planteamiento del problema de investigación propuesto es útil para examinar el efecto de la terapia ITB para el tratamiento de la espasticidad en niños en relación con sus patrones de crecimiento. La cuestión de la calidad de la atención relativa a la administración y gestión de la terapia ITB en niños con espasticidad requiere una supervisión constante, estrecha y colaborativa por parte de un equipo interdisciplinar de profesionales sanitarios.

Estructura, proceso y resultados son las tres categorías definidas que componen el marco del Modelo de Donabedian (Donabedian, 1997) (Figura 1). La aplicación del modelo de Donabedian ayuda a establecer los componentes necesarios de una entidad sanitaria asociados a la prestación de una atención de calidad. La revisión de las variables asociadas a una entidad sanitaria reflejará los resultados obtenidos en los pacientes y la consiguiente calidad de la asistencia prestada en la institución sanitaria.

*La estructura* se refiere al contexto en el que se producen los cuidados (Smitz-Naranjo & Kaimal, 2011). El componente principal de la *estructura* permite la evaluación de la prestación de la atención, incluyendo la ubicación, el personal, la financiación y el equipo necesario para proporcionar la atención (Smitz-Naranjo & Kaimal, 2011). Disponer de *una estructura* en cualquier ubicación física implica contar con personal especializado con experiencia en neurorrehabilitación y capaz de prestar atención a niños con trastornos motores. El reembolso financiero establecido a través de entidades tales como programas gubernamentales, específicamente Medicaid, o pólizas de seguros comerciales son necesarios para proporcionar apoyo y pago para el cuidado de los niños. La obtención de la talla, el peso y las constantes vitales es una práctica habitual en las consultas médicas pediátricas. Contar con un clínico cualificado es esencial y crucial para la seguridad del paciente cuando se trata de un paciente con un dispositivo ITB. En concreto, es imprescindible la capacidad de aplicar la puntuación MAS necesaria para evaluar el nivel de espasticidad, seguida de los consiguientes ajustes de la dosis del dispositivo ITB.

*El proceso* es el segundo concepto del modelo. Sumando el diagnóstico, el tratamiento, la atención preventiva y la educación del paciente, *el proceso* es la evaluación de la prestación de atención sanitaria dentro del Modelo Donabedian (Donabedian, 2003). *El proceso* puede ampliarse para abarcar la conformidad de los pacientes y las familias, lo que mejora aún más la evaluación de la calidad de la atención prestada (Donabedian, 2003). La aplicación del *proceso* es comprobada por el personal médico, de enfermería y de fisioterapia, lo que permite que cada disciplina contribuya a la suma de los diagnósticos y los correspondientes planes de tratamiento. El objetivo común implica la prevención de morbilidades comúnmente observadas en niños con espasticidad, específicamente en lo que se refiere a la alteración del crecimiento. La educación al paciente y a la familia puede ser proporcionada por cualquier miembro de un equipo multidisciplinar, para incluir los servicios nutricionales y sociales, abarcando todas las recomendaciones de las especialidades implicadas en el proceso asistencial. Para medir la calidad de la atención, la documentación adecuada del encuentro con el paciente, incluidos los antecedentes, el examen físico, la altura, el peso, los signos vitales, la evaluación de la puntuación MAS, los objetivos funcionales y la consecución de dichos objetivos, sería muy beneficiosa y respaldaría el componente de *proceso*. Las observaciones directas, la revisión de las historias clínicas y las entrevistas con los miembros del equipo sanitario son formas de evaluar la calidad de la atención prestada (Donabedian, 2003).

*Los resultados* son la última dimensión del modelo de Donabedian. Abarcando el último indicador de la calidad de la atención prestada, los resultados evalúan los efectos de la atención sanitaria en los pacientes o poblaciones (Smitz- Naranjo & Kaimal, 2011). En relación con los objetivos de investigación de este proyecto, la evaluación de los resultados de los pacientes incluye la reducción de la espasticidad con la posterior medición del crecimiento con la perspectiva de impactar en la movilidad y el funcionamiento. Los futuros resultados de salud pueden beneficiarse del uso de un cuestionario centrado en el paciente / familia útil para determinar el impacto de la ITB en la vida real y la reducción de la espasticidad en lo que respecta a la satisfacción del paciente, la calidad de vida, y el desempeño de las Actividades de la Vida Diaria (AVD).

Las siguientes observaciones hacen que la aplicación del Modelo de Donabedian sea significativa y relevante a la hora de evaluar la prestación de una atención de calidad. La reducción de la espasticidad, medida por profesionales médicos formados utilizando la herramienta MAS, tiene el potencial de mediar en los cambios en el crecimiento de los niños que recibieron ITB. El uso de baclofeno intratecal en niños con espasticidad tiene el potencial de mejorar el crecimiento al aliviar las contracciones musculares que interfieren con el crecimiento óseo gravitacional normal. Los niños con parálisis cerebral y traumatismo craneoencefálico suelen presentar espasticidad y patrones de crecimiento anormales.

**Objetivo del estudio**

El objetivo de este estudio es comparar el efecto directo de la ITB sobre el crecimiento en niños (de 2 a 20 años) con espasticidad con el crecimiento de niños de la misma edad, con espasticidad, que no reciben ITB. Los sujetos de interés se compararán además con niños sin espasticidad, mediante el trazado de las mediciones obtenidas en las tablas de crecimiento de los CDC específicas para edad y sexo (Figuras 3-12). Se determinará el crecimiento medido por la altura (evaluada en centímetros), el peso (medido en kilogramos) y el IMC (percentil). Un objetivo secundario es examinar si los cambios en la espasticidad, medidos con el MAS, median los cambios en el crecimiento de los niños que recibieron ITB.

**Hipótesis de investigación**

En este estudio se pondrán a prueba las siguientes hipótesis de investigación:

1) Se postula que los niños (de 2 a 20 años) que reciben ITB para el tratamiento de la espasticidad tendrán un mejor crecimiento, en comparación con los niños que no reciben ITB, como se evidencia por el aumento de las mediciones de altura, peso e índice de masa corporal en comparación con los parámetros esperados establecidos por las Tablas de Crecimiento de los CDC (2000).

2) La reducción de la espasticidad media parcialmente el efecto del ITB sobre el crecimiento.

**Supuestos**

Basándose en los resultados de la investigación clínica para la ITB, los supuestos incluyen:

1. Los niños con bombas ITB tendrán menos espasticidad. Esta noción está respaldada por múltiples resultados de investigación, según los cuales miles de individuos experimentaron reducciones estadísticamente significativas en sus puntuaciones de MAS documentadas durante el ensayo de dosis de cribado y con el uso terapéutico (Koman, Smith, Kolaski & Goodman, 2005; Gooch, et al., 2004; Scheinberg, et al., 2001). Además, es imperativo reconocer este supuesto para determinar que el crecimiento mejorará con la reducción de la espasticidad.

2. Los niños de este estudio que reciban ITB demostrarán los cambios en el crecimiento mediante una evaluación de la altura, el peso y el IMC (Bell, et al., 2010; Day, et al. 2007).

3. Los participantes que presentan espasticidad suelen ser médicamente complejos y presentan deficiencias como trastornos convulsivos, retraso mental, reflujo gástrico, osteoporosis y desnutrición (Henderson, et al., 2007).

4. Los niños de este análisis comparativo tendrán tipos similares de espasticidad. Para ser candidato a la terapia ITB la espasticidad del sujeto será generalizada, severa y de origen cerebral o espinal (Medtronic, 2017; Hoving, et al., 2009).

**Definición de términos**

Las definiciones de las variables del estudio son las siguientes:

***Espasticidad***

*Definición:* La espasticidad es la resistencia muscular a la amplitud pasiva de movimiento observada o sentida por el examinador al pasar una extremidad por el arco de movimiento. En los pacientes con PC, la flexión del brazo y la extensión de la pierna son frecuentes cuando están sentados. La hiperactividad muscular, conocida como tono hipertónico, provoca contracturas o acortamiento de los músculos cuando no se trata a lo largo del tiempo (Tilton, 2015). Posteriormente puede aparecer debilidad que afecta a la destreza motora fina (Tilton, 2015). La evaluación de la espasticidad se mide aplicando los resultados a la puntuación MAS (Awaad, 2002; Daminao, et al., 2002) (Apéndice 2).

***Evaluación del crecimiento humano***

*Definición:* La evaluación del crecimiento humano se determina recogiendo Medidas antropométricas, que son medidas comparativas del cuerpo; en este caso, la estatura se obtiene mediante un estadiómetro o una cinta métrica flexible. El peso puede obtenerse con el uso de una báscula estandarizada, garantizando las adaptaciones para los niños en silla de ruedas que no pueden mantenerse erguidos. El cálculo del índice de masa corporal de los seres humanos se calcula con el uso de la fórmula estandarizada que requiere la representación numérica tanto de las medidas de altura como de peso.

***Parálisis cerebral***

*Definición:* La parálisis cerebral es un trastorno permanente que implica una lesión cerebral que puede o no estar asociada a complicaciones perinatales y que se produce antes de los dos años de edad.

***Baclofeno intratecal***

*Definición:* El baclofeno intratecal es un agonista del ácido gamma aminobutírico (GABA)que se une principalmente a los receptores GABA-B de la capa superficial de la médula ósea.la cara dorsal de la médula espinal, inhibiendo los reflejos extensores monosinápticos y flexores polisinápticos (Davidoff, 1985). El baclofeno se administra en el espacio intratecal en dosis de microgramos por hora, según determina el análisis farmacéutico de la solución por mililitro. Este medicamento, cuando se utiliza en forma de comprimidos o solución intratecal, se utiliza con el propósito principal de controlar la espasticidad mediante interfiriendo en las contracciones musculares. Los beneficios secundarios incluyen la mejora de la facilidad de cuidado (desempeño de ADL) y la función motora en individuos que muestran un complejo de neurona motora superior (Motta, Antonello, & Stignani, 2011).

**Conclusión**

La importancia de los trastornos del crecimiento entre las personas con espasticidad es profunda y compleja. Secundario a etiologías multifactoriales, el desarrollo de deficiencias que interfieren con la deambulación, el funcionamiento motor asociado, el desempeño de las AVD y, posiblemente, el funcionamiento cognitivo, todos tienen el potencial de afectar a la prestación de autocuidado (Henderson, et al., 2007). Hay muchas variables que pueden alterar los patrones normales de crecimiento, y que consisten en factores tanto nutricionales como no nutricionales. El seguimiento estrecho del crecimiento del paciente por parte de los profesionales sanitarios es esencial para la rápida identificación de los retrasos, la determinación de la etiología y la aplicación de las modalidades de tratamiento subsiguientes. La prevención de las secuelas a largo plazo de la espasticidad y las alteraciones del crecimiento puede afectar al funcionamiento fisiológico y psicológico, al acceso a los recursos sanitarios, a la función motora, a la supervivencia y al bienestar general.La eficacia de la terapia ITB a través de la identificación de resultados positivosreportados en publicaciones científicas señalan mejoras generalizadas en la calidad devida y el funcionamiento cuando se administra. Este estudio de investigación examinará sien el crecimiento de los niños con espasticidad que reciben terapia ITB.terapia ITB. Aunque se observan mejoras en el funcionamientocomodidad y facilidad de cuidado asociadas con la terapia ITB, hay pocos estudios que investiguen el crecimiento con la reducción de la espasticidad. La revisión de la literatura se proporcionará en el Capítulo 2 con énfasis en el crecimiento físico, la nutrición, las hormonas, la escoliosis, los factores psicosociales y la administración de ITB.

## Chapter 2
## Revisión de la literatura

En este capítulo se presenta una revisión de la literatura científica sobre el tema del crecimiento en relación con la espasticidad observada en niños de 2 a 20 años. La evaluación del crecimiento humano y la progresión natural de los patrones de crecimiento pueden verse afectados por el consumo nutricional, las hormonas, la presencia de escoliosis o el estado psicosocial. Existe una amplia gama de modalidades de tratamiento para el manejo de la espasticidad, que van de conservadoras a invasivas. Estas intervenciones, que abarcan enfoques farmacológicos y no farmacológicos, se explorarán y describirán para identificar las implicaciones secundarias en el crecimiento.

### Espasticidad

El impacto de la espasticidad en la calidad de vida y la salud general se pone de manifiesto a través de la investigación de las experiencias vividas. Cuando se presentan trastornos del movimiento, es imprescindible determinar el tipo específico de trastorno motor para garantizar que se apliquen las modalidades de tratamiento más adecuadas (Motta, Antonello y Stignani, 2011). La optimización en este sentido ayuda a mejorar la función del individuo a medida que el crecimiento se produce con el tiempo (Gersten, et al., 1998). No es infrecuente que los individuos con daño en el SNC presenten una combinación de espasticidad y distonía (O'Shea, 2008). La espasticidad es el síntoma predominante en la mayoría (aproximadamente 80-90%) de los niños con PC y LCT (aproximadamente 50%), resultando en disfunción motora (Tilton, 2015; O'Shea, 2008).

La definición abstracta de espasticidad, presentada por Lance, es la siguiente: "un trastorno motor caracterizado por un aumento dependiente de la velocidad de los reflejos tónicos de estiramiento (tono muscular) con sacudidas tendinosas exageradas, resultado de la hiperexcitabilidad del reflejo de estiramiento, como un componente del síndrome de la neurona motora superior" (Lance, 1980). Para apreciar plenamente la noción descriptiva de espasticidad, es necesaria la observación clínica de la afección y el reconocimiento de la causa relativa. La elicitación y medición de los diversos grados de espasticidad se encuentran a través de varias herramientas derivadas, la más notable para esta investigación es la aplicación del sistema de puntuación MAS (Mullarkey, 2009).

Aunque la espasticidad puede ser de origen cerebral o espinal, existen distintas clasificaciones asociadas a diferentes presentaciones de las anomalías del movimiento. El grado de gravedad de la PC y la funcionalidad resultante se basan posteriormente en el nivel de alteración motora (O'Shea, 2008). La naturaleza del trastorno del movimiento puede clasificarse como espasticidad, distonía, atetosis, corea o ataxia (O'Shea, 2008). La distribución anatómica asociada de un trastorno motor puede describirse como diplejía espástica, hemiplejía espástica, cuadriplejía espástica o tetraplejía (O'Shea, 2008; Korman & Smith, 2005).

La presencia de una lesión de la neurona motora superior, observada tanto en la PC como en la LCT, interrumpe el tracto piramidal y corticoespinal del SNC, impactando en el movimiento voluntario (Zorowitz, et al., 2008). Los reordenamientos del movimiento pueden ocurrir en cantidades variables de tiempo resultando en contracciones musculares anormales y respuestas reflejas que reflejan las acciones de la espasticidad en conjunción con el acortamiento de las fibras musculares (Zorowitz, et al., 2008). La acción de las contracciones musculares requiere una entrada apropiada del SNC para asegurar una actividad coordinada y controlada (Koman & Smith, 2005). Las propiedades contráctiles y no contráctiles de los músculos se ven afectadas por factores neurológicos, mecánicos y biológicos (Barrett & Barber, 2013). El aumento del tono muscular, característico de la espasticidad y la patología del SNC del cerebro (cerebral) y la médula espinal, a menudo resulta en una sincronización de grupos musculares antagonistas y agonistas (Barrett & Barber, 2013). Cuando los músculos se contraen simultáneamente unos contra otros, el resultado es la rigidez o espasticidad (Escolar, Tosi, Rocha y Kennedy, 2007; Korman y Smith, 2005). Aunque la espasticidad es el foco de esta investigación, es imperativo reconocer que la distonía se asocia con contracciones musculares involuntarias y sostenidas, lo que resulta en posturas anormales secundarias a movimientos de torsión y repetitivos (Tilton, 2015; Motta, Antonello y Stignani, 2011). El tono y la fuerza muscular, secundarios al daño del SNC, pueden ser excesivos (hipertonía) o deficientes (hipotonía) (Barrett & Barber, 2013; Escolar, Tosi, Rocha, & Kennedy, 2007). La capacidad para caminar, estar de pie o sentarse depende del grado de afectación de los grupos musculares, lo que refleja anomalías del tono focales, regionales o generalizadas asociadas a la espasticidad (Mullarkey, 2009). La espasticidad puede producirse en reposo o en movimiento; la espasticidad puede acompañar a la distonía, lo que da lugar al término descriptivo "distonía espástica" (Motta, Antonello y Stignani, 2011; .

**Parálisis cerebral**

La parálisis cerebral es la discapacidad física más común entre los niños, con una prevalencia que oscila entre 1,5 y 4 de cada 1000 nacidos vivos (CDC, 2012; Bell, et al., 2010; Havong, et al., 2009; Shilt, 2008). En la actualidad, el número de niños con parálisis cerebral supera al de niñas en una proporción de 1,2:1 (CDC, 2012). El 50% de los individuos con PC nacen prematuros (<32 semanas de gestación), comprenden factores de riesgo neonatal de bajo peso al nacer (<2500 gramos), retraso del crecimiento intrauterino, hemorragia intraventricular o traumatismo (neonatal o postnatal) (CDC, 2012). El 50% restante de los niños que desarrollan PC carecen de antecedentes conocidos de complicaciones prenatales, perinatales o postnatales atribuidas a una discapacidad del desarrollo (Maenner, et al., 2012). La tetraplejia espástica que afecta a las 4 extremidades se registra en el 27% de la población total de individuos con PC; sin embargo, más del 90% de todos los individuos con PC están afectados por espasticidad (O'Shea, 2008; Zorowitz, 2008; Krick, Murphy-Miller, Zeger & Wright 1996; Stallings, et al., 1995).

La parálisis cerebral comprende un grupo de afecciones neurológicas que afectan a la función motora, cognitiva o sensorial secundaria a una lesión o malformación cerebral con distintos grados de afectación (Shilt, et al., 2008). La naturaleza no progresiva e irreversible de la parálisis cerebral a menudo provoca la distorsión de la postura secundaria a anomalías del funcionamiento motor (Maenner, et al., 2012; O'Shea 2008). Dado que la tetraplejia espástica es la forma más común y grave de PC, se observa un retraso del crecimiento más prevalente y profundo (Topp, et al., 2004; Reilly, et al., 1996). Otras manifestaciones que implican retraso en el crecimiento, disfunción motora oral, comodidad/dolor, niveles de energía, desempeño de las AVD y deficiencias cognitivas también se observan entre los individuos con cuadriplejia espástica (Walker, Bell, Boyd, & Davis, 2012; Bell et al, 2010; O'Shea, 2008; Zorowitz, et al., 2008; Stallings, Cronk, Zemel, & Charney, 1994). Observado tanto en presencia de espasticidad como de distonía, "alteraciones de la sensibilidad, cognición, comunicación, percepción y/o comportamiento y/o trastornos convulsivos", impactan en la calidad de vida y en el nivel de autonomía (Tilton, 2015).

Para el tratamiento de la espasticidad en niños con parálisis cerebral, el objetivo predominante es la reducción del tono muscular, lo que permite mejorar el rango de movimiento, la función, la comodidad, y la facilidad de cuidado. Los objetivos dirigidos a mejorar la función motora pueden lograrse mediante la implementación de modalidades de tratamiento farmacológico y no farmacológico (Motta, Antonello, & Stignani, 2011). Cuando la espasticidad asociada a la parálisis cerebral no se controla, la formación de deformidades articulares, contracturas y dolor son propensos a interferir en la realización (activa o pasiva) de las AVD necesarias para la alimentación, el baño, la higiene y el posicionamiento (Pin, McCartney, Lewis y Waugh, 2011).

**Modalidades de tratamiento de la espasticidad**

La espasticidad observada tanto en la PC como en la LCT son comparables, lo que resulta en enfoques de tratamiento similares (Pin, McCartney, Lewis y Waugh, 2011). Es imperativo manejar la espasticidad en los niños que presentan tanto deficiencias cognitivas como motoras asociadas con la parálisis cerebral para maximizar el funcionamiento y la calidad de vida (Hadden y von Baeyer, 2002). El tratamiento de la espasticidad se adapta individualmente en función del tiempo transcurrido desde la lesión, la gravedad de la espasticidad, el número de extremidades afectadas y las preferencias del paciente y del cuidador (Greenwald & Rigg, 2009). Las intervenciones de tratamiento conservador más comunes implican terapia de rehabilitación y la provisión de equipos de adaptación para maximizar la funcionalidad (Brashear & Lambeth, 2009; Goldstein, 2001).

La presentación clínica de la espasticidad se manifiesta como factores positivos y negativos. Los factores negativos que afectan a la salud se asocian con una reducción de la coordinación, la fuerza y la resistencia (Tilton, 2015; Goldstein, 2001). Los elementos positivos de la espasticidad que impactan en el funcionamiento de un niño incluyen un aumento del tono muscular, aumento de los reflejos tendinosos profundos, reflejos primitivos persistentes, clonus de la muñeca o los tobillos, respuestas plantares extensoras de las extremidades inferiores y activación masiva discordante de los músculos. La aplicación de agentes farmacológicos y/o intervenciones de cirugía ortopédica se utilizan habitualmente para tratar estos factores asociados a la espasticidad (Motta, Antonello, & Stinanai, 2011; Goldstein, 2001).

Koman et al. (1994), sugieren que la terapia física y ocupacional, combinada con medicación y/o intervención quirúrgica, junto con la rehabilitación física, reduce la espasticidad (Koman, et al., 1994). Un objetivo clave en el tratamiento de individuos con espasticidad, independientemente del tipo de abordaje, es prevenir el desarrollo de deformidades musculoesqueléticas secundarias. Estas deformidades incluyen malformaciones articulares, contracturas fijas y acortamiento de las fibras musculares. Estas deformidades impactan significativamente en la función motora, específicamente, en la marcha (Tilton, et al., 2017, Tilton, 2015; Barrett & Barber, 2013). Varios estudios han determinado que las malformaciones ortopédicas de la pelvis y la columna vertebral pueden desarrollarse a partir del año y medio, lo que enfatiza la importancia de una intervención temprana (Lai, et al., 2008; Duff & Morton, 2007). Las opciones específicas para el tratamiento de la espasticidad, que van de menos a más invasivas, incluyen agentes orales, inyecciones de quimiodenervación, intervenciones quirúrgicas y terapia ITB. Los pacientes, los cuidadores y los profesionales sanitarios suelen colaborar para tomar la decisión de iniciar una intervención específica en función de las necesidades y los objetivos del paciente, la mayoría de las veces guiados por cuestiones de edad o desarrollo (Duff & Morton, 2007).

**Agentes orales** El enfoque más conservador para el tratamiento de la espasticidad consiste en la administración de medicamentos orales, como baclofeno, dantroleno sódico, tizanidina y diazepam. Estos agentes se han utilizado durante décadas para el tratamiento de la espasticidad generalizada. El baclofeno oral está aprobado por la

Administración Federal de Medicamentos de Estados Unidos (FDA) para personas de 2 años o más, mientras que, el dantroleno y la tizanidina están aprobados para personas mayores de 18 años (Departamento de Salud y Servicios Humanos de Estados Unidos, 2017). El tamaño molecular impide que el baclofeno administrado por vía oral alcance las concentraciones adecuadas en el LCR necesarias para aliviar la espasticidad (Mullarkey, 2009). Los efectos secundarios asociados a los agentes orales suelen estar relacionados con la dosis (Brashear & Lambeth, 2009; Scheinberg, et al., 2001). La acción tanto del baclofeno oral como de la tizanidina demuestra la capacidad de reducir el tono muscular y proporcionar beneficios similares cuando se administran a individuos con espasticidad generalizada (Mullarkey, 2009). Se ha observado que la administración de tizanidina proporciona mejores resultados en cuanto a eficacia, tolerancia, menos efectos secundarios y menos debilidad muscular en comparación con el baclofeno oral y el diazepam en un metanálisis (Mullarkey, 2009).

Aproximadamente el 4% de las moléculas de baclofeno administradas por vía oral atraviesan la barrera hematoencefálica y pasan al líquido cefalorraquídeo (LCR) (Pin, McCartney, Lewis y Waugh, 2011; Gooch y otros, 2004; Becker, Alberti y Bauer, 1997). Además, la exposición sistémica suele dar lugar a la aparición de acontecimientos adversos (Penn y Kroin, 1984). La dosis oral de baclofeno es limitada, ya que los efectos secundarios son más prevalentes al aumentar las dosis (Carera, Kolaski y Shilt, 2005; Penn y Kroin, 1984). Los efectos adversos incluyen sedación, reducción del umbral convulsivo, disfunción hepática y diversas referencias a la hipotonía (debilidad, fatiga) (Brashear y Lameth, 2009). La retirada brusca del baclofeno, en cualquiera de sus formas, puede tener consecuencias potencialmente mortales (Brashear y Lambeth, 2009; Mullarkey, 2009).

Quimiodenervación La quimiodenervación consiste en dirigir grupos musculares focales con la aplicación clínica de agentes como el fenol o la botulinumtoxina. El mecanismo de acción fisiológico de las inyecciones de botulinumtoxina provoca una reducción significativa de las contracciones musculares. Las toxinas inducen una parálisis flácida de los músculos inyectados debido a una denervación parcial y selectiva (Koman, Smith, Kolaski y Goodman, 2005). Clostridium botulinum se encuentra en siete subtipos diferentes, designados como A, B, C, D, E, F y G; sin embargo, sólo los tipos A y B están aprobados para su uso en humanos (Aoki, 2001; Schantz, 1992).

Los niños han sido tratados históricamente con toxina botulínica (tipos A y B) para diversas entidades diagnósticas; sin embargo, este ha sido un uso fuera de etiqueta, sin la aprobación de la FDA dentro de los Estados Unidos (EE. UU.). Las inyecciones de botulinumtoxina tipoA son mínimamente invasivas y se consideran la opción de tratamiento de quimiodenervación más notable, eficaz y segura para niños mayores de 2 años (Tilton, et al, 2017). Actualmente, la abotulinumtoxinA (Dysport®, Ipsen Biopharmaceuticals, LLC.), aprobada por la FDA estadounidense en 2016, se obtuvo tras la revisión de los resultados de un ensayo clínico multicéntrico, doble ciego y controlado con placebo (Delgado, et al., 2016). Actualmente, Dysport® es la única toxina botulínica aprobada para tratar la espasticidad pediátrica de las extremidades inferiores (Tilton, et al., 2017).

Aunque las inyecciones de abobotulinumtoxinA (Dysport®) pueden considerarse costosas y los resultados transitorios, la investigación ha demostrado su eficacia en la reducción de la espasticidad y la mejora de la movilidad (Delgado, et al., 2016). Con una reducción en la puntuación MAS y la mejora de la deformidad del pie equino, se informaron efectos secundarios mínimos en asociación con la administración de la toxina (Tilton, et al., 2017). El efecto de la administración de toxina botulínica tipo A es menos beneficioso para los niños con espasticidad grave generalizada secundaria a las limitaciones de dosificación (Tilton, et al., 2017; Tilton, et al., 2015; Scheinberg, et al., 2001). El ensayo clínico recientemente aprobado demostró eficacia en la reducción de la espasticidad más allá de las 16 semanas posteriores a la administración en el 74 % de los pacientes, mientras que el 20 % obtuvo alivio más allá de las 28 semanas (Tilton, et al., 2017; Delgado, et al. 2016; Scheinbergh, et al., 2001). El uso de inyecciones de toxina botulínica para niños tiene un historial de preocupaciones de seguridad en relación con la administración de dosis altas. Una advertencia en caja para la clase de productos de toxina botulínica tipo A aborda el potencial de difusión con los consiguientes problemas respiratorios y de deglución, según lo dispuesto por la

FDA de EE. UU. (Delgado, et al, 2016; Goldstein, 2006).

Rizotomía Dorsal Selectiva Un enfoque quirúrgico invasivo para el tratamiento de la espasticidad es la Rizotomía Dorsal Selectiva (RDS), cuya promoción entre los profesionales sanitarios es limitada. El procedimiento quirúrgico realizado para una SDR implica una intervención quirúrgica dirigida a reducir la espasticidad de las extremidades inferiores, y a prevenir la progresión de deformidades ortopédicas, que a menudo ocurren en niños con PC (Gersten, et al., 1998). El procedimiento SDR implica la división de las raíces espinales anteriores y posteriores (Koman & Shilt, 2005). Las raicillas implicadas desempeñan un papel decisivo en la facilitación de la entrada sensorial inhibitoria de las fibras nerviosas aferentes; la disección posterior de las raicillas posteriores tiene como resultado el equilibrio de un SNC dañado (Koman & Shilt, 2005). En la mayoría de los casos, entre el 25 y el 50% de las 50 a 70 raíces están implicadas en el proceso de SDR (Koman y Shilt, 2005). Existen grados contrastados de mejora mostrados en varios estudios sobre la eficacia de la SDR en niños que presentan espasticidad (McLaughlin, et al., 2002; Scheinberg, et al., 2001). Los resultados más eficaces se observaron mediante un metaanálisis comparativo en niños de entre 3 y 8 años con niveles III-V de GMFC (McLauglin, et al., 2002). Estos niños eran más capaces de participar en las intervenciones complejas del procedimiento combinado de SDR, recuperación y participación en fisioterapia.

**Baclofeno intratecal** El dispositivo implantable y programable, fabricado por Medtronic®, incluye el dispositivo de infusión y el catéter Synchromed II. El dispositivo es útil para la administración de ITB para el tratamiento de la espasticidad grave generalizada (Awaad, et al., 2002; Shilt & Cabrera, 2005). La administración intratecal de uso de baclofeno ha estado en práctica desde la década de 1980 (Haranhalli, et al., 2011). El uso de ITB a lo largo del tiempo ha resistido ensayos clínicos que validan la seguridad y eficacia a largo plazo en el tratamiento de la espasticidad de origen cerebral y espinal (Gilmartin, et al., 2000; Penn, 1992). En la actualidad, el ITB está aprobado por la FDA de EE.UU. para el tratamiento de la espasticidad secundaria a PC, LCT, Lesión Medular (LME), Esclerosis Múltiple (EM) y AVC, tanto en adultos como en niños.

La bomba de morfina intratecal, utilizada para el tratamiento del dolor mediante la administración de fármacos en el espacio subaracnoideo lumbar, precedió a la administración de ITB. Esto proporcionó un modelo que se duplicó con la administración de ITB para el tratamiento de la espasticidad (Penn & Kroin, 1985, 1984). El primer caso de administración dc ITB se produjo en 1984, con una dosis en bolo administrada por Penn y Kroin a dos pacientes con LME que presentaban espasmos flexores y extensores en las extremidades inferiores (Penn & Kroin, 1985). La administración en bolo de ITB en el espacio subaracnoideo precedió a la implantación de la administración del fármaco a través de un dispositivo programable. Durante la dosis de prueba del ITB, éste proporcionó una reducción temporal de la espasticidad en una hora, con una duración de 5 a 8 horas, dependiendo de la dosis (25 frente a 50mcg) (Penn & Kroin, 1984). Posteriormente, se implantaron bombas de ITB permanentes en pacientes con lesiones cerebrales que presentaban espasticidad, lo que condujo a la aprobación de la FDA estadounidense en 1996, para aquellos individuos tanto con PC como con LCT (Gerszten, et al., 1998).

Los efectos adversos del ITB se producen con menor incidencia en comparación con el baclofeno oral (www.medtronic.com, 2017). Los efectos adversos más frecuentes notificados con la administración de ITB son hipotonía o debilidad, náuseas, vómitos y convulsiones (Russman, 2009). En caso de efectos secundarios asociados a la dosificación de ITB, los clínicos expertos pueden reducir la dosis que se está administrando para revertir fácilmente los efectos no deseados (Pin, McCartney, Lewis y Waugh, 2011).

En menor medida (<5%) se producen complicaciones quirúrgicas, como infecciones, fugas de LCR, hematomas o seromas y meningitis (Russman, 2009). Las complicaciones poco frecuentes relacionadas con el sistema de administración de fármacos ITB están relacionadas con el hardware (bomba y catéter) (Russman, 2009). A pesar de la aparición de complicaciones, la mayoría de los pacientes y familiares asociados con el dispositivo están satisfechos con el beneficio general (Kolaski, 2009, Russman, 2009; Gooch, et al., 2004). El alto riesgo y la ganancia reportados por Kolaski (2009) con la revisión de todos los eventos adversos reportados no afectaron la conveniencia del uso de la terapia ITB en pacientes con espasticidad de origen cerebral.

La administración intratecal de baclofeno en la columna vertebral evita la exposición cerebral y la consiguiente disfunción neurológica asociada a acontecimientos adversos (Penn y Kroin, 1984). Como el ITB se coloca directamente en el espacio intratecal, la cantidad de fármaco necesaria para alcanzar concentraciones de LCR suficientes para reducir la espasticidad es una fracción de la del baclofeno oral (Mullarkey, 2009; Cabrera, Kolaski y Shilt, 2005). El espacio intratecal es la zona de la columna vertebral dentro del espacio subaracnoideo donde se encuentra el LCR, el líquido que baña el cerebro y la médula espinal (Pellegrino, 2007). La administración intratecal de medicación sortea la barrera hematoencefálica, por lo que los preparados de medicación intratecal deben estar libres de conservantes, ya que muchos de estos ingredientes son perjudiciales para el SNC (Cabrera, Kolaski y Shilt, 2005).

En comparación con el baclofeno oral, la terapia ITB es más eficaz para sustituir el neurotransmisor, GABA, que normalmente sería liberado por los impulsos inhibitorios descendentes en aquellos individuos con una función neurológica normal (Gerszten, et al., 1998). Se ha demostrado que el baclofeno intratecal disminuye el tono muscular, el dolor y los espasmos, al tiempo que mejora la movilidad (Mullarkey, 2009). Los efectos secundarios más comunes relacionados con el fármaco y la dosis incluyen hipotonía, somnolencia, convulsiones y dolor de cabeza (Albright, et al., 2003).

La selección del paciente es el primer paso en el proceso de considerar a un candidato apropiado para la terapia ITB (Kolaski, 2005). Antes de la implantación de un sistema de infusión ITB, es práctica común realizar una dosis de prueba de ITB para evaluar la respuesta del paciente a la medicación (Kolaski, 2005; Awaad, et al., 2002). La dosis de prueba de ITB puede ser una dosis en bolo de 50, 75 o 100 mcg, administrada a través de una inyección epidural. La dosis la determina el profesional sanitario que la administra, teniendo en cuenta el peso, la altura, la MAS del niño y la respuesta a modalidades de tratamiento anteriores (Gooch, et al., 2004; Awaad, et al., 2003). Antes de la administración de la dosis en bolo de ITB, un fisioterapeuta y/o un terapeuta ocupacional realiza una evaluación de la puntuación de la EAM o de la escala de

Ashworth, que se repite posteriormente a las 1, 2, 4, 6 y/u 8 horas (Scheinberg, et al., 2001). Una disminución media de al menos 1 punto en la puntuación de la escala de Ashworth de las extremidades inferiores se considera una respuesta positiva al ensayo (Apéndice 2) (Awaad, et al., 2002). Las normas actuales sugieren que las constantes vitales se controlen cada 15 minutos durante 2 horas, y después cada hora cada 6 horas una vez que se haya inyectado la dosis de cribado en el espacio intratecal (Scheinberg, et al., 2001). Tras la prueba de cribado, el paciente y/o el cuidador y el médico discuten un plan y se establecen los objetivos. Una vez que se ha tomado la decisión de consentir el implante, se remite al paciente al cirujano para discutir más a fondo el proceso de implantación de la bomba y los riesgos (Shilt & Cabrera, 2005; Awaad, et al., 2002).

El proceso de implantación del sistema de terapia ITB implica la inserción de una bomba y un catéter. El catéter se introduce en el espacio intratecal a la altura de la columna vertebral recomendada por el profesional sanitario. Posteriormente se conecta a la bomba siguiendo un proceso de tunelización que se produce posteriormente a la columna vertebral (Gudesblatt & Koelbel, 2011; Awaad, et al., 2002, Scheinberg, et al., 2001). El nivel de colocación del catéter influirá en la eficacia del ITB en el tratamiento de la espasticidad (Pin, McCartney, Lewis & Waugh, 2011; Shiltz & Cabrera, 2005). El ITB es molecularmente pesado y, por lo tanto, desciende caudalmente una vez dentro de la columna vertebral. Se recomienda que los pacientes con diplejía espástica se sometan a una implantación del catéter a nivel de T10-12 (Pin, McCartney, Lewis & Waugh, 2011). Para los individuos con tetraplejia o cuadriplejia espástica, lo ideal es de C5 a T2 (Pin, McCartney, Lewis & Waugh, 2011).

Existen múltiples opciones de dosificación para el ajuste de la administración de ITB, lo que permite un tratamiento preciso de la espasticidad y unos efectos adversos mínimos. El software presente en el dispositivo permite múltiples opciones de dosificación, conducentes a la gestión de la mayoría de las formas y grados de patrones de espasticidad (Gudesblatt & Koelbel, 2011). El baclofeno es isotónico, hidrófilo y se excreta a través de los riñones sin cambios, se recomienda precaución cuando se utiliza en pacientes con deterioro de la función renal (Medtronic, 2017; Cabrera, Kolaski, & Shilt, 2005).

Se han realizado muchos estudios para examinar el beneficio clínico del uso de ITB en niños con espasticidad (Chiodo & Saval, 2012; Gudesblatt & Koelbel, 2011; Haranhalli, et al., 2011; Miller, 2011; Motta, Antonello, & Stignani, 2011; Pin, McCartney, Lewis, & Waugh, 2011; Vles, 2011; Brashear & Lambeth, 2009; Hoving, et al., 2009; Ridgley & Rawlins, 2006; Gooch, et al., 2004; Scheinberg, et al., 2001). Un análisis retrospectivo de 27 pacientes con PC o LCT que presentaban diplejía espástica, cuadriplejía espástica, cuadriplejía distónica y tipos de hemidistonía, observó el impacto de la ITB en la función motora evaluada por el Sistema de Clasificación de la Función Motora Gruesa (GMFCS) (Motta, Antonello, & Stignani, 2011). Los resultados del estudio de investigación encontraron que los niños (edad media 13años, 7meses) que recibieron un implante de bomba ITB (todos los niveles de espasticidad) demostraron una mejora en el GMFCS, las puntuaciones de la escala de Ashworth ($p<0,001$ y $p<0,05$, respectivamente), y los informes de los padres / cuidadores de mejoras generales en la funcionalidad (Motta, Antonello, & Stignani, 2011). Todos los sujetos involucrados en esta investigación recibieron ITB para el manejo de su espasticidad secundaria a PC o una LCT.

La eficacia del ITB en la reducción de la espasticidad también se evaluó en un estudio de Scheinberg, et al. (2001). En esta investigación se observó que los sujetos mayores de 4 años con espasticidad de origen cerebral mostraban una disminución significativa del tono con el tratamiento con ITB (Scheinberg, et al., 2001). La reducción de más de dos puntos en las puntuaciones de Ashworth durante el ensayo de selección y 6 meses después del implante indicaba una reducción sostenida de la espasticidad (Scheinberg, et al., 2001). En un ensayo similar realizado por Gooch y sus colegas (2004) participaron 80 niños menores de 22 años (edad media: 11 años). El estudio halló respuestas positivas de los cuidadores en relación con la administración de la terapia ITB en niños con parálisis cerebral (Gooch, et al., 2004). Los cuidadores observaron una mayor mejora en la facilidad de cuidado y la comodidad secundaria a la reducción del tono, con una mayor mejora en las extremidades inferiores que en las superiores. Es importante señalar que la reducción de la espasticidad en las extremidades inferiores se observó con la aplicación del ITB; sin embargo, no se produjo ninguna mejora en la amplitud de movimiento en la parte superior del cuerpo (Gooch, et al., 2004). En última instancia, a pesar de las imperfecciones de esta terapia, el 80% de los cuidadores informaron de que (en su opinión) volverían a someterse al procedimiento si tuvieran la oportunidad (Gooch, et al., 2004). En la revisión de múltiples publicaciones, se observa que, en general, la ITB reduce la espasticidad a la vez que mejora la calidad de vida de los niños con PC (Gooch, et al., 2004; Scheinberg, et al., 2001).

A pesar de la eficacia descrita de la ITB en la mejora de la calidad de vida tanto de los cuidadores como de los pacientes afectados por espasticidad, existen limitaciones relativas a la población de interés. Es esencial tener en cuenta que es difícil determinar a través de la medición, las mejoras funcionales experimentadas en los niños que reciben terapia ITB que tienen cuadraparesia espástica o espasticidad de múltiples extremidades, ya que las herramientas disponibles son demasiado burdas para evaluar el rendimiento (Miller, 2011; Motta, Antonello, & Stignani, 2011). Las discapacidades graves pueden impedir que los participantes en el estudio participen plenamente en las evaluaciones de habilidades motoras requeridas para la participación en ensayos clínicos. La selección de las herramientas de evaluación que se suelen utilizar para las personas con discapacidades motoras son esenciales para evaluar la capacidad del ITB para mejorar el funcionamiento, indirectamente, a través de la reducción de la espasticidad (Motta, Antonello, & Stignani, 2011).

**Crecimiento**

Investigaciones previas han evaluado las asociaciones entre PC, espasticidad, crecimiento e ITB. Sin embargo, no se han explorado todas las causas del retraso del crecimiento en niños con espasticidad, específicamente la observación de cambios en el crecimiento cuando se reduce la espasticidad. Las revisiones bibliográficas se realizaron repetidamente entre 2008-2017, utilizando los términos de búsqueda "spasticity" (espasticidad) y "growth" (crecimiento) e "ITB" (ITB). Debido a los hallazgos limitados, la búsqueda se amplió para incluir los términos 'CP' y/o 'TBI' y 'growth' e 'ITB', las etiologías primarias para la espasticidad. Se encontraron muchos estudios con las búsquedas CP, TBI, spasticity y growth. Se exploraron las siguientes bases de datos: AcademicOneFile, CINAHL, Directory of Open-Access Journals,

EBSCOhost Academic Research Premier, Eselvir Science Direct, OVID, Medscape y Wiley Online Library.

Los estudios encontrados en la revisión de la literatura informan de que los niños con parálisis cerebral y espasticidad experimentan problemas de crecimiento con más frecuencia que los niños que presentan un funcionamiento neurológico normal (Kuperminc, et al, 2013; Samson-Fang & Bell, 2013; Andrew & Sullivan, 2012; Walker, Bell, Boyd, & Davies, 2012; Krigger, 2006). Además, el impacto de la espasticidad en el crecimiento, basado en una revisión bibliográfica del gasto calórico asociado a la espasticidad, sugiere que la cantidad de gasto energético ejercido secundario a la espasticidad es aproximadamente el 10% del total (Andrew & Sullivan, 2010).

A pesar de los resultados limitados de la revisión bibliográfica, una publicación de Hemingway, McGrogan y Freeman (2001) contiene un informe de caso clave que respalda las hipótesis de investigación y el planteamiento del problema de esta investigación. El estudio de caso principal incluía la evaluación de un niño de 13 años con tetraplejia espástica, al que se implantó una bomba ITB, con el consiguiente aumento de peso documentado (Hemingway, McGrogan y Freeman, 2001). El niño experimentó una disminución del 30-40% de la espasticidad, con un aumento de peso de 20,86 a 24,49 kg en un período de 9 meses (Hemingway, McGrogan y Freeman, 2001). En apoyo de la validez y la fiabilidad, el estado nutricional del niño se mantuvo con una dieta cetogénica constante administrada a través de una sonda de gastrostomía, lo que garantizó que su ingesta calórica y sus necesidades energéticas en reposo no se modificaran durante el periodo de observación. En este caso, el análisis final determinó que el cambio en la espasticidad dio lugar a una reducción de las necesidades calóricas de energía tras la implantación de una bomba ITB (Hemingway, McGrogan y Freeman, 2001). A pesar de que el investigador no reconoció el peso del dispositivo ITB y la medicación, este hallazgo presenta el impacto potencial que la terapia ITB puede tener en la mediación del aumento de peso y el potencial de crecimiento en niños con PC tetrapléjica espástica mediante la reducción de la espasticidad.

El proceso de crecimiento y desarrollo es un proceso biológico predecible de patrones esperados que abarca desde el momento de la fecundación hasta el cierre de la placa epifisaria después de la pubertad (Hamza, Ismail y Hamed, 2011; Wei y Gregory, 2009). La maduración del crecimiento implica aumentos de estatura, peso, tamaño de la cabeza y desarrollo sexual a lo largo del tiempo (Pellegrino, 2007). Desde el momento del nacimiento, el crecimiento postnatal del perímetro cefálico es el que más predice los resultados del neurodesarrollo (Andrew & Sullivan, 2010). El perímetro cefálico atrofiado evaluado a los 2 años se asocia a menudo con un niño que experimentará retrasos en el desarrollo (Andrew & Sullivan, 2010). Por este motivo, los pediatras ejercen los estándares de la práctica trazando la altura, el peso y el perímetro craneal de un niño, específicos para su edad y sexo, en las tablas de crecimiento de los CDC (2000), lo que permite una comparación directa con la progresión esperada (Day, et al., 2007).

**Nutrición** Uno de los mayores retos reportados en niños con trastornos motores secundarios a espasticidad está relacionado con las demandas nutricionales y la ingesta calórica impactando en el crecimiento (Andrew & Sullivan, 2010; Bell, et al., 2010). Abordar los problemas de disfunción motora oral y mejorar la postura ayuda a prevenir la aspiración de alimentos durante las sesiones de alimentación (Kuperminc, et al., 2013; Thommessen, M. et al., 1991). La hipotonía (o tono muscular inferior al normal), la mala coordinación motora oral, el reflejo de mordida tónico y el reflejo nauseoso hiperactivo acompañado de empuje lingual pueden impedir la deglución de los alimentos. Estos problemas mecánicos impiden la ingesta calórica (Pellegrino, 2007). La presencia de inapetencia y aversión a la comida también puede dar lugar a sesiones de alimentación negativas. La discrepancia resultante entre la ingesta calórica y la demanda metabólica del niño puede provocar desnutrición (Andrew & Sullivan, 2010). La alteración del crecimiento muscular observada en niños con espasticidad tiene una etiología multifactorial (Barrett & Barber, 2013). La función muscular, la composición y la energía se ven afectadas por la nutrición y el crecimiento. Se ha postulado que la función motora mejoraría a medida que se normaliza la nutrición (Kuperminc & Stevenson, 2008). Las pruebas demuestran que la desnutrición afecta a la salud y el bienestar general, ya que afecta a todos los sistemas corporales (Kuperminc y

Stevenson, 2008). Las deficiencias nutricionales pueden provocar un aumento de los tiempos de circulación cardíaca, lo que pone al niño en riesgo de morbilidad asociada a la insuficiencia cardíaca congestiva. La malnutrición también puede ir acompañada de reflujo gastroesofágico, disfunción inmunitaria, reducción del crecimiento cerebral con deterioro del desarrollo cognitivo y problemas de comportamiento (Kuperminc & Stevenson, 2008).

Kuperminc y sus colegas (2013) desarrollaron una guía práctica para el manejo nutricional de niños con PC. El programa sugería un seguimiento estrecho de las evaluaciones de crecimiento repetidas, con una frecuencia de una vez cada 3 a 6 meses, para garantizar la identificación de signos tempranos de retraso del crecimiento (Kuperminc, et al., 2013). El desarrollo de una dieta adaptada específica para las necesidades y la capacidad tanto del niño como de la familia son esenciales para el éxito de un programa nutricional (Kuperminc, et al., 2013). Demostrando objetivos similares, Samson-Fang y Bell (2013) también abordaron el seguimiento del crecimiento y la evaluación de los niños con parálisis cerebral, reconociendo simultáneamente el papel de las perspectivas del paciente y la familia hacia la nutrición dentro de la vida del niño. La clave para el desarrollo de una intervención exitosa es la realización de evaluaciones periódicas de altura, peso y perímetro cefálico. La alimentación, las opciones dietéticas, las preferencias y los planes nutricionales también son más beneficiosos para el crecimiento cuando la colaboración se lleva a cabo entre el profesional sanitario y el niño o la familia (Samson-Fang y Bell, 2013).

**Traumatismo craneoencefálico** El traumatismo craneoencefálico es una de las principales causas de muerte y discapacidad en los niños. En niños de 0 a 4 años, la causa más común de traumatismo es atribuible a caídas (Richmond & Rogol, 2014). En niños mayores, la violencia, el maltrato infantil, las lesiones relacionadas con el deporte y los accidentes de tráfico provocan con mayor frecuencia LCT (Richmond & Rogol, 2014). Las lesiones cerebrales que implican un cambio en el nivel de conciencia o en la anatomía del cerebro se producen en aproximadamente 1 de cada 500 niños al año, secundarias a traumatismos craneales contusos (Michaund, et al., 2007). La duración y la gravedad del coma determinan el alcance de la lesión cerebral y los subsiguientes trastornos físicos y cognitivos (Michaund, et al., 2007).

La rehabilitación tras una LCT debe guiarse por una evaluación clínica exhaustiva (Greenwald & Rigg, 2009). Los objetivos desarrollados para optimizar la función, así como para minimizar las deficiencias y complicaciones, implican un enfoque multidisciplinar del equipo de rehabilitación (Greenwald y Rigg, 2009). Los resultados a los dos años de la lesión han demostrado que el 75% de las personas presentan déficits cognitivos, conductuales o emocionales persistentes (Greenwald & Rigg, 2009). La espasticidad es la discapacidad más común observada, con una amplia gama de afectación anatómica con LCT grave. Al igual que con la PC, la espasticidad que resulta de una LCT es de origen cerebral. El tratamiento exitoso requiere un enfoque de manejo individualizado, reconociendo la severidad, el tiempo desde la lesión, y la preferencia del paciente/cuidador (Greenwald & Rigg, 2009).

**Factores psicosociales**

Los resultados negativos de un contacto social inadecuado, el apoyo emocional y la privación intelectual se producen cuando los niños carecen de interacción humana (Sonuga-Barke, Scholtz & Rutter, 2010). Se cree que los efectos a largo plazo de las circunstancias psicosociales disfuncionales afectan más al niño que los factores nutricionales asociados a los resultados negativos del crecimiento (Sonuga-Barke, Scholtz & Rutter, 2010). La capacidad del progenitor para proporcionar asistencia alimentaria influye en la relación entre el progenitor/cuidador y el niño. Las características de la selección de alimentos, la ingestión y la regulación de también influyen en el proceso de alimentación (Andrew & Sullivan, 2010; Thommassen, M. et al., 1991; Satter, E.M., 1986). Los niños con necesidades especiales y lesiones neurológicas son conocidos por su resistencia a nuevos enfoques alimentarios y experiencias orales, lo que contribuye aún más a las deficiencias del crecimiento (Satter, 1986). Es beneficioso que los padres/cuidadores identifiquen la retroalimentación del niño en cuanto a tiempo, cantidad, preferencia, ritmo y capacidad de comer desde el período inicial del recién nacido (Satter, 1986). La estimulación que recibe un lactante durante el proceso de obtención de la nutrición también es esencial para la prevención de riesgos psicosociales.

Al reconocer el posible impacto de los factores de estrés psicosociales y ambientales, el investigador determinará el lugar de residencia de los participantes en el estudio. Se determinó que el impacto de la situación psicosocial del niño, a través de las diferencias observadas en el lugar de residencia, era un posible factor de confusión que influía en el crecimiento. Un estudio centinela comparó a individuos con PC que vivían en hogares con sus familiares con aquellos que vivían en centros residenciales (Henderson, et al., 2007). La comparación era imprescindible, ya que los niños sin parálisis cerebral suelen vivir en casa con sus padres u otros familiares. Se examinaron las variaciones de crecimiento entre los dos grupos, teniendo en cuenta la raza, el GMFCS, la modalidad de alimentación, la edad, la altura, el peso, los pliegues cutáneos y el perímetro cefálico de los niños con tetraplejia espástica (Henderson, et al., 2007). Se compararon 75 sujetos de centros residenciales y 205 sujetos (de 2 a 18 años) que vivían en casa (Henderson, et al., 2007). Se observaron más alimentaciones por sonda de gastrostomía en el centro residencial que en los sujetos que vivían en casa. Se observaron diferencias notables a pesar de que los pacientes habían sido emparejados por su espasticidad y diagnóstico. La evaluación de las comparaciones de GMFCS, modalidad de alimentación, edad y situación de vida, en relación con el crecimiento y la nutrición, requirió un análisis de regresión múltiple. La conclusión informó de que los pacientes residenciales, aunque en general de mayor edad, experimentaron resultados más positivos en relación con el crecimiento y la nutrición, con puntuaciones z más altas para la altura en comparación con los niños que vivían en hogares (-3,17±2,2, - 2,68±0,12). Las diferencias totales no estaban del todo claras. Se observó que la alimentación por sonda de gastrostomía administrada por personal sanitario en un entorno estructurado, junto con la disponibilidad de enfermeras, médicos, terapeutas y servicios de dietista , eran los factores más notablemente diferentes de los identificados en la mayoría de los entornos domésticos. Esto puede influir en la "mejor salud" observada entre los sujetos que residen en centros residenciales (Henderson, et al., 2007). Este estudio es único, y más estudios de este tipo contribuirían a aumentar la validez y el valor de los resultados de los pacientes en relación con el enfoque asistencial.

Un segundo estudio descubrió que los acontecimientos adversos en los primeros años de vida se asociaban a factores de estrés ambiental, lo que provocaba pubertad y aceleraciones tempranas del crecimiento en niños de entre 11 y 15 años que habían experimentado la pubertad a los 11 años (Sonuga-Barke, Scholtz y Ritter, 2010). En este análisis, los niños sufrieron aislamiento social en un orfanato. Se observaron desaceleraciones posteriores del crecimiento y problemas psicológicos asociados al consumo nutricional (Sonuga-Barke, Scholtz & Ritter, 2010). Se observó que el perímetro cefálico era menor en aquellos niños que experimentaban privación psicosocial. Las variables de altura y peso no se vieron afectadas cuando los niños experimentaron episodios de estrés psicosocial con periodos intermitentes de normalidad (Sonuga-Barke, Scholtz & Ritter, 2010).

**Factores no nutricionales**

**Espasticidad** Aunque existen referencias de crecimiento previamente definidas para niños con parálisis cerebral tetrapléjica por los CDC y el Centro Nacional de Estadísticas Sanitarias (1977), estas ya no forman parte del proceso de evaluación pediátrica para establecer intervenciones terapéuticas relativas a la alteración del crecimiento (Samson- Fang & Bell, 2013). La aplicación clínica actual de las tablas de crecimiento establecidas por los CDC (2000) reconoce que los profesionales sanitarios suelen tratar a una amplia gama de niños con parálisis cerebral y, por lo tanto, no se debe hacer ninguna diferenciación. La observación de dónde se sitúa un niño en las tablas de crecimiento en comparación con todos los niños es clave para iniciar las intervenciones adecuadas (Samson-Fang & Bell, 2013). En este estudio, el investigador utilizará las tablas de crecimiento recomendadas por los CDC del año 2000, específicas para el sexo y la edad, para determinar el nivel de los niños con espasticidad en comparación con los niños con un estado neurológico normal.

Las calorías ejercidas en presencia de espasticidad pueden superar las que se consumen a través de la ingesta nutricional. Además de la sobreutilización de energía, el crecimiento puede inhibirse aún más a través de la fuerza ejercida por los músculos sobre los huesos largos durante las contracciones musculares asociadas a la espasticidad. El crecimiento óseo gravitacional normal de los huesos largos, como el húmero o el fémur, parece verse afectado de forma más significativa por la espasticidad. Esta noción es apoyada por Day, et al. (2007) en su revisión de 141.961 medidas de altura y peso de niños con PC. Los resultados observaron atrofia muscular de las extremidades afectadas, independientemente de la ingesta nutricional, con medidas de crecimiento por debajo de la media en comparación con sus compañeros a través del trazado de las tablas de crecimiento de los CDC. La conclusión recogida informa de que los niños con paresia espástica, a menudo asociada a la parálisis cerebral, son generalmente más bajos y presentan menos grasa corporal, músculo y masa ósea (Day, et al., 2007; Henderson, et al., 2007). A medida que avanza la edad de un niño con PC, la desviación de los estándares normales de crecimiento establecidos para los niños sanos es más marginal (Henderson, et al., 2007, Krick, Murphy-Miller, Zeger & Wright 1996).

Los niños con hemiplejia presentan un crecimiento lineal y una masa muscular deficientes, que empeoran con la edad en el lado hemipléjico (Stevens, Roberts y Vogtle, 1995). Este hallazgo se ha observado en múltiples estudios desde la década de 1950. Observaciones de niños con PC o LCT han demostrado hemiplejia, retraso en el crecimiento, y una reducción en el crecimiento esquelético en el lado hemipléjico, a pesar de la nutrición normal y el crecimiento lineal (en el lado no afectado) (Andrew & Sullivan, 2012; Stevenson, Roberts, & Vogtle, 1995).

Una investigación llevada a cabo en niños con hemiplejia (n=20), en comparación con un grupo neuronormal, descubrió que los niños con parálisis cerebral hemipléjica mostraban medidas más pequeñas de anchura, circunferencia y longitud en el lado afectado de la extremidad superior, cuando se comparaban con el grupo de comparación (Stevenson, Roberts y Vogtle, 1995). Las diferencias medias entre el lado afectado y el no afectado oscilaron entre (-0,23 y -1,96%), demostrando significación (Stevens, Roberts & Vogtle, 1995). Este hallazgo apoya la idea de que la espasticidad afecta al crecimiento, como se evidencia con las mayores medidas de crecimiento en el lado no afectado del cuerpo, en comparación con la menor longitud en el lado del cuerpo afectado por la espasticidad. Investigaciones adicionales revelaron que el 24% de los individuos con parálisis cerebral, ya sea hemiplejia espástica o tetraplejia, presentan una desviación nutricional y de crecimiento más prevalente y profunda que otros tipos de parálisis cerebral (Reilly, et.al. 1996; Stallings, Cronk, Zemel, & Charney, 1994). En la población de niños que presentan hemiplejia, la alteración del crecimiento ha sido más notable en el lado afectado por la espasticidad (Zonta, et al., 2009).

La actividad de soporte de peso es esencial para el crecimiento y el mantenimiento tanto de los músculos como de los huesos. La actividad física que tiene lugar durante los episodios de crecimiento a lo largo de la infancia proporciona beneficios para la maduración ósea en la edad adulta (Cameron y Bogin, 2012). La inmovilidad en niños con graves déficits motores, como la cuadriparesia espástica, provoca una reducción del volumen muscular o atrofia asociada a una menor actividad de carga (Andrew & Sullivan, 2010; Stevenson, Roberts, & Vogtle, 1995). Existen múltiples comorbilidades que afectan a las diferencias de crecimiento en niños con PC, entre ellas: ataques epilépticos, retraso mental, malnutrición, reflujo gastroesofágico, osteoporosis, autismo, ceguera, sordera y temblores asociados a la ataxia (Henderson, et al., 2007). Las diferencias de crecimiento y otras deficiencias posteriores asociadas al estado de la enfermedad provocan que las personas afectadas que viven con espasticidad no puedan deambular o realizar AVD, lo que limita la autonomía y la provisión de autocuidados (Henderson, et al., 2007).

**Hormonas** La disfunción hormonal tras una LCT, secundaria a daños en el hipotálamo y la hipófisis, se refleja en una amplia gama de individuos (del 5 al 90%) (Richmond y Rogol, 2014). La variación en la prevalencia está probablemente relacionada con el momento de la evaluación de los niveles hormonales, en relación con la aparición de la LCT con una asociación directa o indirecta (Richmond & Rogol, 2014). Se cree que la secreción irregular de la hormona del crecimiento (GH) se ve afectada por el daño cerebral grave, evidente por la abrumadora presencia de retraso del crecimiento entre los niños con lesiones cerebrales, como PC o LCT (Hamza, Ismail y Hamed, 2011). Al abordar el inicio de la pubertad, específicamente en las mujeres, múltiples publicaciones señalan la presencia de adrenarquia (inicio más tardío y pubertad más duradera) para impactar potencialmente en la estatura adulta final. El estirón asociado al inicio de la pubertad se vería modificado o ampliado en estos casos (Kuperminc & Stevenson, 2008; Day, et al., 2007; Sockalosky, Kriel, Krach & Sheehan, 1987).

Un estudio realizado por Hamza, Ismail, & Hamed (2011), informó que los niños con PC mostraron niveles deficientes de GH asociados con una lesión cerebral o defecto dentro del cerebro en desarrollo. Como la secreción de GH se produce con el estrés agudo, también se suprime con privación psicológica (Wei & Gregory, 2009). Un segundo estudio entre 51 niños que sufrieron una lesión cerebral, observó que el 47,8% de los niños, (6 años y mayores) revelaron hipopituitarismo tres meses después de una LCT, mientras que el 34% se encontraron con deficiencia de GH un año después de la lesión (Cesano- Sancho, et al., 2013). Con la observación continua, todos menos 1 de los 23 niños demostraron un crecimiento dentro de los límites normales (Cesano-Sancho, et al., 2013). Un estudio más reciente reveló una asociación entre hipopituitarismo y crecimiento en niños >6años que experimentaron una LCT (Richmond & Rogal, 2014). Los resultados sugirieron que el crecimiento no se vio afectado en 23 niños a pesar de los niveles más bajos de lo normal de HGH (Richmond & Rogol, 2014). En resumen, el papel de las irregularidades hormonales observadas en niños tanto con PC como con LCT son significativas ya que el inicio y la duración de la pubertad impactan en la estatura adulta final (Richmond & Rogol, 2014; Cesano-Sancho, et al., 2013). Sin embargo, por el contrario, los niveles de HGH no explican necesariamente los cambios en el proceso de crecimiento cuando los individuos con discapacidad motora demuestran un crecimiento insuficiente (Richmond & Rogol, 2014; Cesano-Sancho, et al., 2013).

**Escoliosis** La prevalencia media de escoliosis entre la población general es del 1-2 %; sin embargo, en individuos con PC se ha informado que es del 15 al 80 % (Koop, 2009). En la PC, la escoliosis neuromuscular es típica, resultando en una curva en forma de C (Scannell & Yaszay, 2015). La literatura relevante al impacto de la escoliosis en el crecimiento es limitada. Desde un punto de vista práctico, se supone que el crecimiento está directamente correlacionado con el nivel de escoliosis. Cuando se obtienen mediciones antropométricas en un niño con escoliosis, a menudo se observa displasia de cadera y contracturas de las extremidades inferiores en niños con graves limitaciones funcionales, lo que resulta en mediciones más complicadas y cuestionables (Koop, 2009).

El debate sobre el impacto del ITB en el desarrollo de deformidades de la columna vertebral en el plano sagital, como las asociadas a la escoliosis, se ve confundido por la complejidad de la escoliosis entre los jóvenes con PC (Senaran, et al., 2007). Un estudio de Senaran, et al. (2007), consistió en una revisión retrospectiva de historias clínicas y estudios radiológicos, comparando grupos emparejados de niños con parálisis cerebral tetrapléjica según la edad, el GMFCS y el sexo. El emparejamiento incluyó 26 sujetos que recibieron ITB y 25 que no. Dentro de los grupos, la curvatura media por año fue de 16,3° en los niños que recibieron ITB y de 16,1° para el grupo de control. Estos resultados demuestran que las curvaturas progresaron con el crecimiento en ambos grupos (Senaran, et al., 2007). El impacto que el ITB tiene sobre la curvatura de la columna vertebral, la oblicuidad pélvica o la incidencia de escoliosis se ha demostrado sin causa entre los grupos de niños emparejados con y sin bombas (Senaran, et al., 2007). Los investigadores de este estudio no informaron de cambios en la EAM; sin embargo, en la discusión de la publicación, se reconocieron varios modos de gestión de la espasticidad.

En un segundo estudio de 19 pacientes analizados para la progresión de la escoliosis, se observó que tenían una curvatura de 18° por año antes del implante de la bomba ITB y de 11° por año después (Ginsburg y Lauder, 2007). Shilt y sus colegas (2008) también compararon 50 sujetos con bombas ITB con 50 controles emparejados por edad, sexo, tipo de parálisis cerebral (diplejía o tetraplejía) y similitudes de escoliosis dentro de los 10°. Los resultados del estudio determinaron que los niños que recibían ITB presentaban un progreso medio de la curvatura de 6,6° al año, en comparación con los 5,0° de los niños que no recibían ITB. Aunque hubo una diferencia de 1,6° entre los dos grupos, la diferencia no fue estadísticamente significativa ($p=0,39$). En resumen, el tratamiento con ITB no empeora la progresión de la escoliosis, según se ha determinado en repetidos estudios que comparan los hallazgos radiológicos entre grupos emparejados de niños, con y sin bombas de ITB (Koop, 2009; Shilt, et al., 2008; Senaran, et al., 2007).

**Medición de la espasticidad**

El enfoque clínico común para la medición de la espasticidad se basa en la puntuación de la escala MAS o Ashworth (Apéndice 2). Existen varias técnicas cuantitativas para evaluar subjetivamente las características biomecánicas observadas en la espasticidad. La espasticidad se caracteriza por un "enganche" o aumento de la resistencia dependiente de la velocidad cuando se estira pasivamente una extremidad (Johnson, 2002). La puntuación de Ashworth se implementó originalmente en 1964 para su uso en la esclerosis múltiple (Johnson, 2002). Bohannon y Smith realizaron una modificación en 1987 (MAS) al considerar que el sistema de puntuación original carecía de duplicación documentada, precisión y sensibilidad (Johnson, 2002). Los dos profesionales realizaron una validación cruzada y se estableció una correlación >90%. Las articulaciones del codo y de la rodilla están implicadas en las evaluaciones de las puntuaciones de la escala de Ashworth, que comprende una escala de clasificación ordinal que va de 0 a 4 (Johnson, 2002). En esta investigación, la espasticidad podría haberse medido con cualquiera de las dos formas de la escala de Ashworth, pero no se especificó en las revisiones de las historias clínicas.

**Medición del crecimiento**

La evaluación del crecimiento en niños con espasticidad es a menudo un reto debido a su postura y a su discapacidad motora (Andrew & Sullivan, 2010). Por ejemplo, la obtención del peso de un niño puede obtenerse con medidas creativas, como pesar la silla de ruedas mientras el niño está en una mesa de exploración, y luego repetir la medición una vez que el niño vuelve a la silla de ruedas. Alternativamente, el padre o cuidador puede obtener su peso, y luego sostener al niño mientras se le vuelve a pesar, anotando que el cambio de peso es el del niño. Independientemente de cómo se obtenga una medición, es imprescindible mantener la coherencia en el modo de medición (Andrew & Sullivan, 2010).

Ampliando las mediciones antropométricas, es importante reconocer que, en su inmensa mayoría, los niños con parálisis cerebral presentan un crecimiento deficiente y, en consecuencia, una estatura adulta reducida (Hamza, Ismail y Hamed, 2011). La medición de la altura es más precisa cuando se mide con un estadiómetro, que requiere que los pacientes estén de pie. Sin embargo, debido a que los niños con espasticidad a menudo tienen dificultades para ponerse de pie, esta opción no siempre es ideal, ya que el tono expresado o la espasticidad interfieren con la extensión completa de las extremidades (Andrew & Sullivan, 2010). El uso de una cinta métrica flexible es el medio más adecuado para medir con precisión la estatura cuando existen deformidades de la columna o la cadera (Samson-Fang & Bell, 2012).

El índice de masa corporal (IMC) se calcula dividiendo el peso en kilogramos por la altura $(m)^2$ (Shahar, 2009). Un IMC por debajo del percentil $10^{th}$ en niños con PC es indicativo de desnutrición (Andrew & Sullivan, 2010). La intervención temprana es esencial para el tratamiento del crecimiento deficiente, ya que la desviación de un niño de los patrones de crecimiento esperados es un indicio grave de posibles problemas de salud subyacentes (Day, 2010).

**Modelo conceptual de Donabedian**

Basándose en la teoría y la síntesis de conceptos, la aplicación del Modelo de Donabedian a este proyecto de investigación implica la medición de la calidad de la atención relativa al tratamiento del retraso del crecimiento y la evaluación de los indicadores de crecimiento. Las variables de *estructura, proceso* y *resultado* que componen el Modelo de Donabedian se aplicaron al programa de Servicios Médicos Infantiles (CMS) del Departamento de Salud de Florida (FDOH), el programa de asistencia sanitaria propuesto originalmente para niños con necesidades especiales. Al evaluar la *estructura* del sistema de asistencia sanitaria que proporciona atención a los niños, el *proceso* tanto de la evaluación del crecimiento como de la gestión de la espasticidad influye en los *resultados* dentro del sistema de interés (Donabedian, 1997) (Figura 1). La evaluación de una institución, en su relación con el conjunto del sistema sanitario, puede realizarse a través de la evaluación de las medidas de calidad establecidas (Naranjo & Kaimal, 2011). La implementación de la práctica basada en la evidencia se fundamenta a través de la recopilación de los *resultados* clínicos observados dentro de los entornos de práctica (Naranjo & Kaimal, 2011). Las modificaciones del programa tienen la propensión a impactar en las vidas de los niños con parálisis cerebral tanto a nivel institucional como individual. Los cambios en la *estructura* de una institución o departamento pueden asegurar la provisión de medidas de calidad relevantes para el uso de ITB en la mejora del crecimiento en niños con parálisis cerebral. La oportunidad de que los niños reciban el más alto nivel de cuidados para el tratamiento de su espasticidad impacta en el crecimiento y en la consecución del bienestar.

**Resumen de la revisión bibliográfica**

El tratamiento del crecimiento en niños con espasticidad es un reto importante para los profesionales sanitarios. Hay una necesidad de datos de investigación relevantes al impacto de la espasticidad en el crecimiento, y el beneficio potencial que ITB puede tener indirectamente en el crecimiento a través de la reducción de la espasticidad. En el informe de caso titulado: "Requerimientos Energéticos de la Espasticidad", de Hemingway, McGrogan y Freeman (2001), se observaron cambios en el crecimiento a lo largo del tiempo en un niño con parálisis cerebral que recibía ITB. A través de la reducción de la espasticidad y los subsiguientes requerimientos de energía calórica, el peso del niño aumentó durante un periodo de 9 meses. Este hallazgo de la investigación apoya la noción de que la terapia ITB, con la reducción de la espasticidad y el gasto calórico reducido asociado, mejora el potencial de crecimiento en niños con parálisis cerebral cuadripléjica espástica.

La revisión de la literatura proporcionada en este capítulo explica los factores que afectan tanto a la *espasticidad* como al *crecimiento.* Los clínicos tienen varias opciones de tratamiento para el manejo de la espasticidad en niños; sin embargo, la ITB ha sido identificada, a través de investigaciones rigurosas, como una opción segura y efectiva para reducir la espasticidad generalizada. Se ha observado una probable asociación entre factores psicosociales, hormonas, escoliosis y retraso del crecimiento, pero no se menciona el papel de la espasticidad. La ausencia de investigación y literatura asociada perteneciente a ITB y crecimiento hace necesaria la indagación de este investigador. Los resultados de apoyo relacionados con la capacidad del ITB para reducir la espasticidad y el aumento resultante de la altura, el peso y el IMC se analizarán en esta investigación, como se presenta en el Capítulo 3.

# Capítulo 3

## Métodos

### Visión general

Debido a las dificultades para recopilar los datos según lo previsto inicialmente, en este capítulo se presentan los métodos inicialmente previstos, así como los procedimientos que se llevaron a cabo. Se proporcionará una descripción del diseño del estudio propuesto, el entorno, el proceso de recogida de datos, las variables influyentes y el plan de análisis de datos. Se exploró la investigación relevante para las variables de interés y el posterior impacto de la terapia ITB en el crecimiento y la espasticidad entre niños de 2 a 20 años.

### Propósito

El propósito de este estudio era determinar el impacto de la ITB en el crecimiento de niños (de 2 a 20 años) con espasticidad. La pregunta de investigación era: ¿Cuál es el impacto del ITB sobre el crecimiento mediado por una reducción de la espasticidad? El estudio pretendía probar dos hipótesis. Siendo la hipótesis principal: Se postula que los niños (de 2 a 20 años) que reciben ITB para el tratamiento de la espasticidad tendrán un mejor crecimiento, como se evidencia por el aumento de las mediciones de altura, peso e índice de masa corporal en comparación con las mediciones estándar establecidas por las Tablas de Crecimiento de los CDC (2000), que representan a los niños sin espasticidad que exhiben patrones de crecimiento normales. La hipótesis secundaria es la siguiente: La reducción de la espasticidad media parcialmente el efecto de la ITB sobre el crecimiento .

### Diseño del estudio

El diseño original del estudio consistía en una revisión retrospectiva de historias clínicas en la que se comparaba el crecimiento en dos muestras de niños con espasticidad (de 2 a 20 años de edad). Un grupo se habría sometido a la implantación de una bomba ITB de Medtronic y la otra muestra no poseería una bomba ITB. Las mediciones de altura y peso debían recogerse de las historias clínicas durante el periodo comprendido entre el 1(º) de enero de 2008 y el 1(º) de enero de 2014. Los datos debían obtenerse en los siguientes momentos: antes de la implantación del dispositivo, 6, 12,

18 y 24 meses (± 30 días) después de la implantación. Los datos de las dos muestras debían coincidir en cuanto a la clasificación del Sistema de Clasificación Motora Gruesa (GMFCS), el nivel de espasticidad (basado en su puntuación MAS documentada sin terapia ITB), el sexo y la edad. La tercera comparación debía realizarse en , ya que los datos de los dos grupos debían representarse en un gráfico de crecimiento estandarizado creado por los CDC y el National CenterforHealthStatistics(2000)(http://www.cdc.gov/growthcharts/cdc charts.ht m). Los gráficos de crecimiento son específicos de la edad y el sexo para las tres variables de interés (altura, peso e IMC). El análisis final se diseñó para comparar los sujetos de interés con niños sin espasticidad que presentaban parámetros de crecimiento normales cuando se representaban en las gráficas de crecimiento relativo para edad y sexo.

Las dificultades para obtener la aprobación de la Junta de Revisión Institucional (IRB, por sus siglas en inglés) surgieron con la presentación original de la investigación y, posteriormente, interrumpieron la realización del diseño del estudio propuesto. Los esfuerzos alternativos para obtener la aprobación de la IRB de la Universidad de Miami (UM) dieron lugar a una modificación del diseño del estudio, ya que sólo se podía identificar a los niños con bombas ITB y acceder a sus registros. Una vez obtenida la aprobación del IRB de la UM, los investigadores iniciaron el plan de estudio modificado. El diseño del estudio se cambió a un diseño de un solo grupo, examinando el crecimiento dentro del sujeto a lo largo del tiempo, ya que todos los sujetos de la muestra objetivo se habían sometido a la implantación de una bomba ITB. Los datos de los niños que tuvieron más de (5) encuentros de medición se trazaron en las tablas de crecimiento de los CDC (2000). Se produce una comparación indirecta (con los pares) cuando las mediciones de un niño se trazan en las tablas de crecimiento de los CDC. La hipótesis principal se revisó de la siguiente manera: Se postula que los niños, de 2 a 20 años de edad, que reciben ITB para el tratamiento de la espasticidad tendrán un mejor crecimiento, como lo demuestra el aumento de las mediciones de altura, peso e índice de masa corporal en comparación con las mediciones estándar establecidas por las Tablas de Crecimiento de los CDC.

(2000) que representan a niños sin espasticidad, que presentan patrones de crecimiento normales. La hipótesis secundaria afirma que la espasticidad reducida media parcialmente el efecto del ITB sobre el crecimiento. El plan de comparación que incluía a niños con espasticidad sin dispositivos ITB tuvo que ser eliminado.

**Configuración**

El escenario original de este estudio fue un programa gubernamental de ámbito estatal que proporciona atención pediátrica integral y coordinada dentro de un sistema multidisciplinar e interinstitucional, el CMS del FDOH. El programa proporciona servicios de intervención temprana y apoyo a bebés y niños pequeños con discapacidades, así como a sus familias, de acuerdo con la Ley de Educación para Personas con Discapacidades. Los niños que asistieron a la clínica CMS fueron sometidos a consultas y evaluaciones para determinar la necesidad de equipos médicos duraderos para ayudarles con el transporte y la movilidad, secundarios a trastornos del movimiento.

Dado que no se aprobó la solicitud de la IRB para realizar una revisión de historiales en la agencia estatal, el escenario real de este estudio tuvo lugar finalmente en la Facultad de Medicina Miller de la UM. A través de una revisión retrospectiva de historias clínicas, el personal de Tecnología de la Información para la Investigación Médica y el candidato a doctorado recopilaron información. Se proporcionó acceso limitado a los historiales médicos de interés a través del sistema de historia clínica electrónica (EMR). El investigador realizó varias revisiones de historiales (historiales en papel) en el Departamento de Historiales Médicos, ya que los datos del EMR eran escasos.

La Universidad de Miami está situada cerca del centro de Miami, Florida. El sistema sanitario de la UM, conocido como UHealth, consta de tres grandes hospitales, entre ellos el UM Hospital, el Sylvester Cancer Center y el Bascom Palmer/Ann Bates Leach Eye Hospital. Los sujetos eran pacientes de UHealth y estaban siendo tratados por tres especialistas en terapia intratecal. Los clínicos, incluidos neurólogos y fisiatras especializados en neurorrehabilitación, fueron formados por Medtronic Neuromodulation, Inc. para garantizar una administración segura y eficaz de la terapia ITB.

**Criterios de inclusión/exclusión**

Los criterios de inclusión previstos originalmente para este estudio eran incluir a niños de entre 2 y 20 años que fueran pacientes del programa de necesidades especiales CMS del FDOH que acudieran a la Clínica Ortopédica. Se requería la presentación de espasticidad, descrita como diplejía espástica, hemiplejía espástica, cuadriplejía espástica o tetraplejía. Los criterios de inclusión revisados consistieron en niños que buscaron atención médica en la UM, Miller School of Medicine, con edades comprendidas entre los 2 y los 20 años. Se requería la condición de espasticidad, también descrita como diplejía espástica, hemiplejía espástica, cuadriplejía espástica o tetraplejía. Fueron de interés los pacientes tratados y a los que se asignaron los códigos CIE 9/10 específicos de espasticidad (CIE 9: 728.85), anomalía de la marcha (CIE 10: R26.9), parálisis cerebral infantil (CIE 9.0: 343.9), lesión cerebral traumática (CIE 9.0: 850.0, 859.9) o lesión cerebral anóxica (CIE 9.0: 348.1). Los códigos CPT documentados, 62368 o 62370, encontrados entre las historias clínicas (EMR o papel) se utilizaron para identificar a los sujetos de interés, indicativos de pacientes sometidos a tratamiento con bomba ITB. Los criterios de exclusión para ambos diseños de estudio incluyeron niños sin evidencia de espasticidad, carentes de los códigos de diagnóstico asociados con los criterios de inclusión. Además, se excluyeron de la muestra del estudio los sujetos menores de 2 años o mayores de 20 años.

**Medidas**

Como se apoya en la revisión de la literatura, se eligieron variables de interés para evaluar la reducción de la espasticidad, que se especula que afecta al crecimiento en niños con parálisis cerebral. Los parámetros de crecimiento, las variables demográficas, la gravedad de la espasticidad y la dosis de ITB fueron de interés y se ampliarán a continuación.

**Variables demográficas y relacionadas con la enfermedad** Para este análisis se esperaban las siguientes variables demográficas: sexo, fecha de nacimiento, raza (caucásica, negra, negra-hispana, hispana) y lugar de residencia (familia biológica, familia de acogida o centro de enfermería especializada donde se proporciona al paciente atención continua las 24 horas del día). La fecha de nacimiento del sujeto se utilizó para calcular la edad en cada momento. El sexo, la raza, la altura, el peso y el IMC resultante se recogieron de acuerdo con la fecha de implantación de la bomba ITB. Además, debían recogerse variables relacionadas con la enfermedad y el tratamiento del niño para ayudar a explicar los patrones de crecimiento no causados por la variable independiente de interés (covariables en el análisis estadístico). Estas covariables incluían diagnósticos relacionados con la etiología de la espasticidad, la puntuación GMFCS que reflejaba la función motora, el modo de nutrición (oral, sonda de gastrostomía o mixta) y cualquier medicación antiespasmódica que se estuviera administrando a los participantes en cada punto temporal. Las puntuaciones GMFCS no estaban disponibles en las revisiones de los historiales médicos.

**Variable independiente: Dosis** de ITB La variable predictora fue la dosis de ITB. El objetivo de recoger la dosis de ITB era realizar un análisis exploratorio del efecto de la dosis sobre el crecimiento a lo largo del tiempo. La dosis de ITB debía determinarse en múltiples puntos temporales para los pacientes que recibían terapia ITB a través del dispositivo implantado. Los puntos temporales incluían la dosis inicial en la fecha de implantación de la bomba ITB, seguida de dosis ITB adicionales documentadas a los 6, 12, 18 y 24 meses tras el implante.

**Variable mediadora**: **Espasticidad** La variable mediadora propuesta en este estudio fue la espasticidad. Existe tanto una puntuación de la Escala de Ashworth como una puntuación MAS (Apéndice 2) útiles para medir el nivel de espasticidad. En este análisis, no había un modo específico de puntuación de evaluación indicado en la documentación por el profesional sanitario que gestionaba la espasticidad (Tabla 5). La evaluación de la espasticidad debía documentarse en cada momento, incluyendo: la fecha de implantación de la bomba ITB, y a los 6, 12, 18 y 24 meses tras la implantación.

**Variable dependiente: Crecimiento** La variable de resultado fue el cambio en el crecimiento, consistente en mediciones de altura, peso e IMC calculado en cada punto temporal. En esta investigación, la altura se recogió en pulgadas y el peso en libras. El IMC fue calculado por el investigador utilizando una aplicación integrada en el software de la Tabla de Crecimiento de los CDC (2000) con la determinación de las medidas de altura ($m^2$) y peso (kg). El IMC se compiló a partir de esas medidas y se transformó mediante análisis estadístico en puntuaciones z y percentiles (Tabla 3). Las tablas de crecimiento de los CDC (2000) son específicas para la edad y el sexo de las tres variables de interés (altura, peso e IMC) y, por lo tanto, las mediciones se compararon fácilmente con los parámetros de crecimiento normales establecidos.

**Protección de las personas**

El proceso de recopilación de datos implicó inicialmente la solicitud y presentación de la IRB al FDOH para obtener el permiso y los planes para llevar a cabo revisiones de los registros médicos de los niños con espasticidad documentada. Todos los sujetos de interés recibieron servicios médicos en el programa de necesidades especiales del FDOH, CMS. Después de un período de 18 meses de revisión y consideración, el FDOH tomó una decisión el 16 de junio de 2015. La decisión de rechazar la solicitud, secundaria a las preocupaciones relacionadas con el cumplimiento de la HIPPA, se tomó a pesar de los planes declarados por el investigador para desidentificar toda la información demográfica posible en consonancia con los requisitos reglamentarios. Posteriormente, se resolvió que el investigador consultara al IRB de la UM. El investigador recibió instrucciones de presentar el diseño y el plan de investigación revisados propuestos a la Oficina de Investigación de Sujetos Humanos (HSRO) de la UM. La aprobación del protocolo de investigación se recibió del IRB de la Universidad de Miami el 22nd de diciembre de 2015.

**Plan de recogida de datos**

El diseño del estudio se inició tras la aprobación del IRB de la UM. Se obtuvo el apoyo del Departamento de Tecnología de la Información de Investigación para la recopilación de los indicadores previstos a partir del EMR existente. Los datos recopilados desde el 1 de enero de 2010 hasta el 1 de octubre de 2015 se revisaron en formato electrónico y en papel utilizando el formulario de recopilación de datos (Figura 1). Las revisiones del diseño del estudio incluyeron la eliminación de los grupos de comparación previstos, ya que la UM no cuenta con un programa de espasticidad pediátrica real que permita la comparación entre niños con y sin bombas. Los parámetros de los sujetos incluyeron: niños con espasticidad, de 2 a 20 años de edad, que reciben infusión ITB según lo evidenciado por los códigos ICD 9 y 10 documentados y los códigos CPT asociados con la espasticidad, la parálisis cerebral y el manejo de la bomba ITB. En consonancia con los requisitos normativos, la confidencialidad se protegió con la asignación de números de identificación individuales del estudio (no vinculados a ningún identificador de paciente), asignados a cada sujeto de interés. Los números de los sujetos se asignaron secuencialmente a partir de la lista de pacientes facilitada al investigador por el Departamento de Tecnología de la Información de la Investigación.

Se asignaron códigos y fórmulas para cada variable (Apéndice 4), necesarios para el análisis junto con la hoja de cálculo Excel. Los formularios de recogida de datos cumplimentados para el estudio se organizaron numéricamente, por número de sujeto, en una carpeta de tres anillas que archivaba todos los formularios de recogida de datos. Se esperaba revisar un máximo de 150 registros del sistema EMR de UHealth. Los registros de los sujetos se ordenaron según el número de historia clínica, tal y como se facilitaron al investigador desde el Departamento de Tecnología de la Información para la Investigación. La asignación aleatoria de los números de estudio sigue un orden numérico, empezando por 001. Los puntos temporales de los datos pueden haber incluido hasta 3 observaciones previas a la implantación del ITB (aproximadamente a los 6, 12 y 18 meses) y hasta 4 observaciones posteriores a la implantación (aproximadamente a los 6, 12, 18 y 24 meses). La fecha de implantación del dispositivo Medtronic®, Synchromed II para todos los pacientes tratados por el personal médico de la UM era imprescindible para el análisis estadístico. Debido a la falta de fechas de implantación documentadas, se presentó y aprobó una modificación del CEI para solicitar las fechas de implantación de la bomba, a través de una lista compartida y segura de Medtronic®.

**Plan de análisis de datos**

El plan de análisis original para el diseño de dos grupos incluía un análisis de modelo mixto lineal general, con factores fijos para el grupo (tratamiento con ITB y sin tratamiento con ITB), los puntos temporales y la interacción entre el grupo y el tiempo. Se incluyeron covariables de edad, sexo, raza y puntuación de espasticidad de

Ashworth para controlar la posible influencia independiente en los resultados. La espasticidad, la variable mediadora, se propuso como una covariable variable en el tiempo. El término aleatorio debía ser sujeto anidado dentro del grupo. Se utilizó una matriz de covarianza heterogénea y autocorrelacionada como estructura de datos correlacionados. Se propusieron comparaciones planificadas entre grupos en cada momento y entre momentos dentro de cada grupo. La intención era utilizar los contrastes polinómicos ortogonales para probar tendencias lineales y cuadráticas globales y dentro de cada grupo. Se indicaron los planes para evaluar las medias y los errores estándar. Se planeó utilizar el software SAS 9.3 (SAS Institute, Inc., Cary, NC) para todos los análisis. Dado que los análisis eran comparaciones planificadas, se propuso el nivel de significación de dos colas 0,05 para determinar la significación estadística de todas las pruebas.

Probar la hipótesis revisada: Se postula que los niños, de 2 a 20 años de edad, que reciben ITB para el tratamiento de la espasticidad tendrán un mejor crecimiento, evidenciado por el aumento de las mediciones de altura, peso e índice de masa corporal en comparación con las mediciones estándar establecidas por las Tablas de Crecimiento de los CDC (2000) que abarcan a niños sin espasticidad, que comprenden patrones de crecimiento normales. El análisis planeado fue revisado para ser compuesto por un análisis de covarianza de medidas repetidas dentro de los sujetos. Esta hipótesis no tenía ningún grupo dentro del modelo. Aunque las covariables no se modificaron, las pruebas de significación se realizaron únicamente entre momentos.

El plan de análisis de datos aplicado se consideró apropiado para las hipótesis propuestas. La recopilación de los datos de interés, en múltiples puntos temporales, no pudo recuperarse tras la revisión de las historias clínicas. La ausencia de datos no permitió realizar los ajustes previstos de las covariables. Aunque faltaban datos de cada sujeto y los puntos temporales no eran uniformes, se realizó un análisis de regresión de modelo mixto con pendientes e interceptos aleatorios. Con un análisis de regresión de modelo mixto, cada sujeto tiene su propio intercepto y pendiente. Posteriormente, se calculó un intercepto y una pendiente para el grupo de muestra debido a que las mediciones de los sujetos individuales eran demasiado escasas. Los datos documentados en Excel comprendían la información obtenida de las revisiones de las historias clínicas (tanto en papel como electrónicamente). Los datos se incorporaron además a la plantilla de análisis de la Tabla de Crecimiento de los CDC (2000) a la que se tuvo acceso desde el Centro Nacional de Estadísticas Sanitarias. Los cambios reflejados en las mediciones recogidas en puntos temporales aleatorios (valores de talla y peso) se ajustaron por edad y sexo según el software CDC Growth Chart (2000). La recogida de datos fue revisada dos veces para garantizar su calidad tras ser recopilados por el personal de investigación del Departamento de Investigación en Tecnología de la Información de la UM. Los historiales médicos se proporcionaron al investigador a través de un CD-ROM protegido por contraseña. Se revisaron los historiales para aclarar y preguntar los datos que faltaban. Los valores se introdujeron en el documento Excel del investigador, que estaba doblemente protegido por contraseña. Las versiones en papel de los formularios de recogida de datos (Apéndice 3) se guardan en una carpeta de tres anillas en un armario cerrado con llave que posee el doctorando.

**Resumen**

El plan original de este análisis era determinar el impacto de la ITB en la reducción de la espasticidad y la influencia subsiguiente en los cambios de estatura, peso e IMC entre una cohorte doble de sujetos con edades comprendidas entre los 2 y los 20 años. El análisis pretendía identificar los cambios en el crecimiento observados a medida que se reduce o elimina la espasticidad. Podría realizarse un análisis secundario planificado con los datos obtenidos de una revisión retrospectiva de las historias clínicas de los pacientes que se produjeron entre el 1(º) de enero de 2008 y el 1(º) de enero de 2014. Se iban a realizar los datos demográficos y las posteriores medidas repetidas de los indicadores de crecimiento para el análisis de doble cohorte. Sin embargo, debido a la denegación de la solicitud original de la IRB del FDOH, esto no fue posible.

El análisis estadístico final incluyó a todos los niños sometidos a tratamiento con bomba ITB en UHealth entre el 1 de enero de 2010 y el 1 de octubre de 2015. La muestra incluyó una única cohorte de sujetos (de 2 a 20 años) que presentaban espasticidad. Las variables de altura y peso no estaban fácilmente disponibles dentro de la revisión de los registros médicos; por lo tanto, se consideró necesario realizar modificaciones en el plan establecido para el análisis estadístico. La sección de resultados (Capítulo 4) proporcionará una explicación de los hallazgos relativos a cinco estudios de casos observados dentro de la muestra. Estos cinco sujetos tenían al menos cinco mediciones de crecimiento registradas en las historias clínicas.

## Capítulo 4
## Resultados

Como se describe en el Capítulo 3, las hipótesis revisadas incluyen Hipótesis 1: Se postula que los niños, de 2 a 20 años de edad, que reciben ITB para el tratamiento de la espasticidad tendrán un mejor crecimiento, como lo demuestra el aumento de las mediciones de altura, peso e índice de masa corporal en comparación con las mediciones estándar establecidas por las Tablas de Crecimiento de los CDC (2000), que abarcan a los niños sin espasticidad, que comprenden patrones de crecimiento normales. La hipótesis 2 establece: La reducción de la espasticidad mediará parcialmente el efecto de la ITB sobre el crecimiento.

### Datos que faltan

Debido a la falta de datos, se revisó el análisis de la hipótesis principal. La tabla 1 presenta la frecuencia de los puntos de datos disponibles en las historias clínicas. Como se observa, faltan muchos datos. El porcentaje global de medidas válidas para cada variable (en orden de más completo a menos) incluye: edad y sexo (98%), raza/etnia (91%), peso (86%), lugar de residencia (85%), fecha de implantación de la bomba (73%), tipo de nutrición que recibía el niño (70% cada uno), altura (67%), IMC calculado (64%), si se realizó una consulta nutricional (el 60% indicó que sí), dosificación del baclofeno (50%), medicación oral para tratar la espasticidad (41%), medición de la puntuación MAS para la espasticidad (41%) y tipo de medicación antiespasmótica oral suplementaria (40%). Una evaluación de la cantidad de datos que faltaban determinó que se obtuvieron entre el 68% y el 86% de los datos para las medidas de resultado de altura, peso e IMC (Tabla 1). Aproximadamente el 41% de las medidas de espasticidad fueron válidas (Tabla 1).

La cantidad de datos válidos apoyó la comprobación de la hipótesis 1 revisada, utilizando el modelo de regresión lineal general mixto con pendientes e interceptos aleatorios descrito en el Capítulo 3. El número limitado de mediciones de esta muestra de niños con espasticidad impidió la inclusión de covariables pertinentes como las mediciones de espasticidad y la dosificación de ITB, limitando las conclusiones del análisis previsto. Se sugiere una evaluación repetida y estructurada utilizando el mismo diseño de estudio para apoyar la aplicación de la hipótesis y el análisis propuestos entre una muestra más amplia. No hubo datos suficientes para probar la hipótesis 2. Por lo tanto, para complementar los resultados, se realizaron estudios de casos de cinco sujetos de utilizando un enfoque cualitativo, lo que permitió utilizar todos los datos disponibles. Los estudios de casos proporcionan un examen más detallado de los patrones de crecimiento que los encontrados con el análisis cuantitativo. Esta forma de análisis permitió al investigador explorar otros factores, además de la edad, que afectan al crecimiento.

**Temas**

En la tabla 2 se presentan las estadísticas descriptivas de las variables demográficas y clínicas. Hubo 16 sujetos con datos utilizables para al menos cinco puntos temporales. De los 16 sujetos analizados, el 62% eran varones. En cuanto a la raza, el 47% de los sujetos eran negros, el 27% caucásicos y el 20% hispanos. Además, aproximadamente el 92% de los sujetos vivían con sus padres biológicos. En cuanto a la nutrición, el 60% tenía documentación de haber recibido una consulta nutricional, y de ellos, el 40% comía por la boca y el 60% recibía alimentación por sonda de gastrostomía. De los pacientes que recibieron antiespasmódicos orales suplementarios, sólo cinco tenían documentación al respecto. En cuanto a la implantación de la bomba ITB, la edad media fue de 14,8 años (DE = 5,3), con un intervalo de 4,9-19,8 años. La media de años desde la implantación fue de 4,9 (DE = 2,0), con un rango de 1,1-9,0 años.

**Prueba de las hipótesis**

Hipótesis 1 Hipótesis 1 planteada: Se postula que los niños, de 220 años de edad, que reciben ITB para el tratamiento de la espasticidad tendrán un mejor crecimiento, evidenciado por el aumento de las mediciones de altura, peso e índice de masa corporal en comparación con las mediciones estándar establecidas por las Tablas de Crecimiento de los CDC (2000) que abarcan a niños sin espasticidad, que comprenden patrones de crecimiento normales. En resumen, ninguna de las dos hipótesis fue apoyada. El peso presentó una tendencia descendente no significativa, lo que indica una disminución en relación con el peso de los niños normales. El IMC reveló una tendencia descendente significativa, y la estatura tuvo una tendencia ascendente no significativa, de acuerdo con la tendencia de crecimiento hipotetizada. En la conclusión, la estatura proyectada seguía estando por debajo de la puntuación Z cero, lo que indicaba que los pacientes que componían la muestra seguían teniendo una estatura inferior a la normal. Para el intercepto y la trayectoria de la edad asociada, los valores Beta (coeficiente de regresión) no son significativos para ninguna de las medidas de peso, ya que los valores fueron uniformemente inferiores a 1 (Tabla 3).

Los resultados del modelo de pendientes e interceptos aleatorios para la estatura, el peso y el IMC de toda la muestra se presentan en la Tabla 3. En la figura 1 se representan las trayectorias medias predichas. Los resultados de los análisis de regresión dieron como resultado una trayectoria media negativa del peso (beta ± error estándar: -0,19 ± 0,13, p = 0,169) y del IMC (-0,16 ± 0,06, p = 0,020) (Tabla 3), lo que indica que, a medida que los sujetos envejecían, se situaban más por debajo del peso y del IMC esperados en las tablas de crecimiento de los CDC. La altura media de la trayectoria, sin embargo, tuvo una trayectoria positiva (0,10 ± 0,11, p = 0,393) (Tabla 3, Figura 1).

**Descripción de las variables predictoras medidas**

**Baclofeno intratecal** La Tabla 4 ofrece una visión general de las características de la muestra, incluyendo la edad en el momento inicial, la edad en el momento del implante y el número de años implantado. La edad media de los sujetos en el momento de la implantación del dispositivo ITB era de 14,8 años, mientras que la edad media en el momento de la recogida de datos era de 20 años (Tabla 4). El número medio de años de dispositivos ITB implantados fue de 4,9 (Tabla 4). La frecuencia de la dosis de ITB documentada dentro de las historias clínicas disminuyó con el tiempo se presenta en la Tabla 5. La dosis de ITB osciló entre 826,5mcg en el encuentro (1) entre (8) sujetos, y 959mcg en el encuentro (3) entre (7) sujetos. La desviación estándar no tuvo una tendencia fija; sin embargo, el cuarto y el quinto encuentro fueron los más bajos, con 205,3 y 296,6 mcg en los puntos temporales (4) y (5), respectivamente. La dosis más alta documentada de ITB fue de 940,9mcg en el encuentro (2). Este análisis demuestra la amplia variabilidad en la dosificación de ITB para lograr el control de la espasticidad entre la muestra examinada. Además, la consideración de la dosificación de ITB entre esta muestra refleja una mayor edad en el momento del implante del dispositivo, lo que refleja que esta forma de tratamiento puede considerarse una opción de último recurso.

**Espasticidad** El cambio en el nivel de espasticidad del sujeto, medido por la evaluación de la EAM, se siguió para todos los sujetos anotando el número de encuentros documentados. El número de encuentros, la media y la DE de las puntuaciones Ashworth para todos los sujetos se indican en la Tabla 5. La media de la puntuación MAS osciló entre (1) y (2). La puntuación media del MAS osciló entre (1,0 y 1,7) con desviaciones estándar entre (0 y 1,1). Parece que hubo una ligera reducción de la espasticidad desde el inicio hasta la quinta medición; sin embargo, no se pudo calcular la significación (valor p) debido a que faltaban datos.

**Casos prácticos**

Debido a la falta de datos, que limitó la potencia del análisis cuantitativo, presentamos cinco estudios de casos que describen las variables individuales de interés. Los sujetos que tenían documentación de datos de crecimiento (altura, peso e IMC) en al menos cinco puntos temporales fueron evaluados individualmente para explorar sus patrones de crecimiento.

El sujeto nº 8 era un varón hispano de 18 años con cuadriparesia espástica asociada a PC (no deambulatorio) (Figuras 3 y 4). Vivía con su madre biológica y recibía alimentación mediante sonda de gastrostomía. No se disponía de la fecha de implantación de la bomba ITB; sin embargo, la revisión de sus registros reveló un aumento de peso creciente (de 92 lbs a 116 lbs) durante un período de 8 meses (Figura 4). El percentil de crecimiento sostenido para el peso estaba por debajo del $5^{th,}$ con aumentos cercanos al percentil $5^{th}$ establecido con (6) mediciones trazadas durante un periodo de 12 meses a los 19 años de edad (Figura 3). Las mediciones de estatura en (2)

aumentaron de menos del $5^{\circ}$ percentil al $25^{\circ}$ percentil, también durante un periodo de 12 meses a la edad de 19 años (Figura 4). Se trazaron (2) valores de IMC con 12 meses de diferencia (Figura 3). Los dos valores descendieron desde el percentil $5^{(\circ)}$) hasta por debajo del percentil $5^{(\circ)}$), lo que indica que, a medida que envejecía, sus mediciones caían aún más por debajo de las proyecciones de crecimiento esperadas. Las dosis de

ITB de este sujeto oscilaron entre (896-1055mcg) sin que se registraran cambios en su espasticidad (Puntuación de Ashworth modificada +1). En general, el percentil de IMC para la edad de este sujeto descendió con el tiempo, a pesar de las mejoras tanto en altura como en peso, confirmando los hallazgos de investigaciones anteriores que afirman que a medida que los niños con espasticidad envejecen, caen más por debajo de la norma.

El sujeto nº 10 era un varón con parálisis cerebral al que se implantó una bomba ITB a los 17 años (Figuras 5 y 6). Era caucásico con diparesia espástica, capacidad para caminar y residía con sus padres. El sujeto nº 10 presentó aumentos de talla y peso durante un periodo de 3,5 años (Figura 6). Su estatura aumentó con (3) medidas (de 61 a 67 pulgadas) desde por debajo del percentil $5^{th}$ hasta el percentil $5^{th}$ a la edad de 20 años (Figura 6). Se produjeron avances en el peso (de 142 lbs. a 165 lbs.) entre (5) mediciones, lo que demuestra un aumento del percentil $50^{th}$ al percentil $65(^{th})$ a los 20 años de edad. Las tendencias del IMC se situaron por encima del percentil $90^{(th}$) en dos de las cuatro mediciones trazadas a lo largo de (3) años, con la última evaluación de la altura a los 20 años por encima del percentil $90^{th}$ (Figura 5). Este paciente comía por la boca; su dosificación de ITB varió de (144mcg a 668mcg), y su MAS disminuyó con el tiempo de +2 a +1, lo que refleja una dosificación específica para el control de la espasticidad. En general, las mediciones de este sujeto demostraron medidas de crecimiento dentro de los parámetros normales.

El sujeto nº 11 era una mujer caucásica con mielitis transversa y la consiguiente diplejía de las extremidades inferiores que le impedía deambular (Figuras 7 y 8). Se le implantó una bomba a los 13,67 años de edad que fue gestionada en otra clínica dentro de una institución académica en el Estado de Florida. Durante 2,5 años, sus (5) medidas de altura se documentaron sin cambios (66 pulgadas) y dentro del percentil $50^{th}$ (Figura 8). Su peso, en relación con las normas de la tabla de crecimiento, disminuyó (105 a 100 libras) del percentil $10^{th}$ al $5^{th}$, de los 16 a los 18 años (Figura 8). Aunque se documentó que su estatura no había cambiado en tres años, cuando se representó gráficamente con los cambios de peso, su IMC resultante cayó muy por debajo del percentil $5(^{th})$ (Figura 7). Sería beneficioso investigar más a fondo la edad de inicio de la mielitis transversa para determinar si su crecimiento máximo se alcanzó antes del desarrollo de la mielitis. Se desconocía el momento de inicio de la espasticidad. Su espasticidad estaba bien controlada con una dosis de ITB de 1021 a 1302mcg al día, apoyada por una puntuación MAS de cero con medidas repetidas.

El sujeto nº 17 era una mujer negra con diplejía espástica bilateral y seropositividad conocida al VIH, secundaria a transmisión perinatal (Figuras 9 y 10). En su historial no figura la fecha de implantación original de la bomba; sin embargo, en los documentos sí se anotaba un implante de bomba a los 19,3 años, que muy probablemente era una bomba de sustitución. La paciente no era ambulatoria, vivía con su familia biológica y se alimentaba por vía oral. Aunque mantuvo su peso de los 18 a los 20 años (de 93 a 95 libras, con un peso máximo de 101 libras), se situó muy por debajo del percentil $5^{th}$ en (5) ocasiones (Figura 10). La altura del mismo sujeto sólo se midió una vez y se situó aproximadamente en $^{el}$ percentil 45 (Figura 10). Las mediciones de la altura y el peso permitieron calcular un IMC, que resultó estar muy por debajo del percentil 5 (Figura 9). La puntuación MAS de esta paciente se documentó en +2 con una dosis de ITB que oscilaba entre 1051 y 1100mcg/día. El paciente utilizaba una silla de ruedas para desplazarse. Desde un punto de vista clínico, es importante reconocer que el estado metabólico de esta paciente puede haberse visto afectado por el diagnóstico de VIH y el régimen de medicación antirretrovírica que estaba tomando.

Por último, el Sujeto nº 20, una mujer de raza desconocida a la que se implantó la bomba a los 19 años, experimentó espasticidad secundaria a espina bífida (Figuras 11 y 12). Aunque su espasticidad no era secundaria a PC o TBI, sus resultados fueron examinados debido a la cantidad limitada de datos extraídos para la muestra. Sus medidas se evaluaron a lo largo de 3,5 años, no se encontró ningún modo de nutrición con la revisión de los registros médicos. Sus medidas de peso demostraron un descenso (de 115 a 100 libras) en tres ocasiones con un rango desde el percentil $45^{th}$ hasta justo por debajo del percentil $5^{th}$ (Figura 12). Las mediciones de altura se mantuvieron por debajo del percentil $5^{(th}$) con el tiempo con mediciones que se produjeron en (3) puntos de tiempo de 57 a 59 pulgadas (Figura 12). Su IMC disminuyó notablemente de más del 85° percentil a justo por encima del 25° percentil durante el período de 3,5 años (Figura 11). El IMC final representado a los 19 años estaba en el percentil 25(°) en comparación con sus compañeros (Figura 11). Los puntos de datos de dosificación de ITB fueron escasos, con un rango de 86 a 133 mcg/día. No se encontraron mediciones de espasticidad en la revisión de la historia clínica. Las puntuaciones observadas en el MAS, que reflejan el nivel de control de la espasticidad en relación con la dosis de ITB, proporcionarían información vital relativa a la correlación entre el crecimiento, la gravedad de la espasticidad y su dosis de ITB.

**Resumen de casos prácticos**

Los estudios de casos reflejaban las tendencias de crecimiento de cada sujeto; sin embargo, los resultados, cuando se representaron gráficamente, demostraron que los varones mostraban tendencias de crecimiento normales. La edad de los casos presentados oscilaba entre los 15,5 y los 20 años. El crecimiento de los varones se puso de manifiesto por el aumento de las mediciones de altura y peso a lo largo del tiempo, y el valor del IMC de uno de los sujetos fue normal, mientras que el del otro se situó justo por debajo del percentil 5 (sólo se representaron 2 valores). Las mujeres, a pesar de mantener sus parámetros individuales de altura y peso, presentaban mayores discrepancias en comparación con sus compañeros en todas las mediciones de crecimiento. Los valores de las hembras disminuyeron a pesar de las mediciones constantes a medida que envejecían y, en última instancia, resultaron estar por debajo del percentil 5$^{(th)}$) para la altura, el peso, o ambos, lo que indica que son más pequeñas que sus compañeros.

**Resumen de los resultados**

La falta general de mediciones del crecimiento de todos los sujetos interfirió en la realización del plan de análisis estadístico. Los resultados de los análisis de regresión pusieron a prueba la Hipótesis 1 (Tabla 3). Con el foco de examinar el impacto del ITB, a través de la reducción de la espasticidad, en el crecimiento, la Hipótesis 1 no fue comprobada. Para profundizar en la investigación, se llevó a cabo un modelo de pendientes e interceptos aleatorios para la altura, el peso y el IMC para las puntuaciones z. Al revisar las trayectorias de crecimiento mostradas en la Figura 1, se observó un descenso no significativo del peso, un descenso significativo del IMC y un aumento no significativo de la estatura. Para determinar más cambios individuales aislados en el crecimiento, se realizaron estudios de casos en sujetos con mediciones de crecimiento capturadas durante al menos cinco puntos temporales. Seis sujetos (2 varones y 4 mujeres) mostraron resultados diferenciados en el crecimiento entre géneros. Posteriormente, los varones demostraron tendencias de crecimiento más normales en comparación con sus compañeros, evidentes con el aumento de las mediciones de altura y peso a lo largo del tiempo, en comparación con las mujeres observadas. En general, los resultados asociados con la acción del ITB en la reducción de la espasticidad no se evaluaron completamente debido a la sobreabundancia de datos de interés no documentados.

# Capítulo 5
## Debate

Este estudio se diseñó para responder a la pregunta de investigación establecida en esta investigación: ¿Cuál es el impacto del ITB en el crecimiento, mediado por la reducción de la espasticidad? La primera hipótesis postulaba que los niños, de 2 a 20 años de edad, que reciben ITB para el tratamiento de la espasticidad tendrán un mejor crecimiento, evidenciado por el aumento de las mediciones de altura, peso e índice de masa corporal, en comparación con un grupo emparejado de niños que no reciben ITB. Una hipótesis secundaria postulaba que la reducción de la espasticidad media parcialmente el efecto del ITB sobre el crecimiento. En muchos ensayos clínicos se ha determinado que el ITB ayuda a reducir la espasticidad asociada a contracciones musculares prolongadas. Además, se especula que la reducción de la espasticidad contribuye a la subsiguiente disminución del gasto calórico.

La comparación con un grupo emparejado de niños sin espasticidad no pudo llevarse a cabo debido a la imposibilidad de acceder a las tablas del Departamento de Salud como se había planeado originalmente. Por lo tanto, el diseño se cambió a un diseño de un solo grupo y los niños con espasticidad que recibían ITB se compararon con las tasas de crecimiento normativas representadas por las tablas de crecimiento establecidas por los CDC (2000). Ni las medidas de peso ni las de IMC de la muestra resultaron estar cerca de lo normal cuando se trazaron en las tablas de crecimiento (2000). Aunque se demostró un aumento de la estatura en la muestra de dieciséis sujetos, la falta de encuentros de medición no permitió una observación continua a lo largo del tiempo a medida que el niño envejecía. Los cambios en el IMC de la muestra reflejaron un descenso significativo. Los cambios de peso observados en los sujetos de este estudio mostraron un descenso no significativo con el envejecimiento, en consonancia con lo establecido en la bibliografía.

Debido a la falta de suficientes puntos temporales de datos para realizar una prueba cuantitativa bien potente de las hipótesis, se realizó una revisión caso por caso de seis sujetos que tenían al menos cinco mediciones de crecimiento documentadas. Las mediciones antropométricas de estos seis sujetos revelaron diferencias entre varones y mujeres que presentaban espasticidad controlada. Los estudios de caso de esta investigación se parecían al estudio de caso clave identificado en la revisión bibliográfica por Hemmingway, McGrogan y Freeman (2000). El estudio de caso de un varón de 13 años con tetraplejia espástica, a través de la reducción de la espasticidad con la administración de ITB y las subsiguientes necesidades de energía calórica, demostró un aumento de peso durante un período de 9 meses (Hemmingway, McGrogan y Freeman, 2001). Este hallazgo de la investigación apoya la noción de que la terapia ITB, con la reducción de la espasticidad y el gasto calórico asociado puede tener un impacto en el crecimiento. Los estudios de caso de esta investigación revelaron de forma similar mayores resultados de crecimiento en dos sujetos masculinos con espasticidad reducida.

**Limitaciones del estudio**

La falta de un grupo de comparación y la cantidad de datos que faltaban fueron limitaciones significativas del estudio. Todos los sujetos no disponían de suficientes medidas repetidas para los momentos de interés, lo que obligó a modificar el proceso de análisis de datos. El tamaño final de la muestra, teniendo en cuenta la información que faltaba y que no se encontró con la revisión retrospectiva de los registros médicos, era demasiado pequeño para soportar los datos que faltaban. La insuficiencia de puntos temporales de datos y mediciones de crecimiento dio lugar a la realización de un modelo de regresión lineal para explorar las trayectorias de las puntuaciones estandarizadas (puntuaciones z) de altura, peso e IMC.

Los datos obtenidos con esta investigación apoyaron la hipótesis 1, ya que se observó un aumento de la estatura; sin embargo, no se mantuvo. La hipótesis 2 no fue apoyada debido a la falta de mediciones de MAS necesarias para la evaluación de la espasticidad. En consecuencia, la documentación inadecuada del crecimiento y el control de la espasticidad ha interferido con el intento del investigador de documentar los beneficios potenciales de la administración continua de ITB en niños de 2 a 20 años.

**Implicaciones clínicas de la falta de datos**

La calidad de la atención prestada a los niños con necesidades especiales, basada en la falta de documentación de los parámetros de crecimiento, se interpretó como inferior a satisfactoria. Al tratar la espasticidad pediátrica, es imperativo reconocer la necesidad de una evaluación diligente de los parámetros de crecimiento. Medir a un niño con espasticidad presenta desafíos que implican anomalías de la columna vertebral, que implican la incapacidad de mantenerse erguido, y la falta de herramientas de medición en diversos entornos clínicos (Kuperminc, et al., 2013). La estatura en bipedestación se obtiene mejor utilizando un estadiómetro en niños que son capaces de ponerse de pie. Se puede utilizar una cinta métrica flexible, ya que los pacientes con contracturas, espasticidad, escoliosis y comportamiento poco cooperativo a menudo proporcionan medidas poco fiables de la longitud o la altura (Samson-Fang & Bell, 2013). El investigador reconoce que la espasticidad a menudo impide que una persona se mantenga erguida, en cuyo caso se puede utilizar una báscula de silla de ruedas para obtener el peso; una báscula digital permite una mayor precisión (Samson-Fang & Bell, 2013).

Debido al número de clínicos implicados en el cuidado de los sujetos de esta investigación, puede deducirse que el procedimiento para obtener la altura y el peso no estaba estandarizado. Además, la incapacidad del niño para mantenerse erguido puede haber inhibido la medición de la altura con el uso de un estadiómetro y el uso de básculas para obtener el peso. Los resultados aparentes identificados pueden ser aislados, ya que los proveedores gestores de los niños que recibieron terapia ITB asumieron que los pediatras (proveedores de atención primaria) estaban controlando los parámetros de crecimiento. También puede haberse dado por supuesto que los endocrinólogos y gastroenterólogos controlaban el crecimiento en el grupo de muestra. La falta de mediciones del crecimiento en este estudio ha puesto de manifiesto la necesidad de mejorar la calidad de la atención sanitaria. Los posibles resultados de un seguimiento adecuado del crecimiento pueden repercutir positivamente en la calidad de vida del niño. La mejora del crecimiento y la fuerza, a través de una intervención temprana, puede contribuir positivamente a la realización de las AVD (bañarse, vestirse, higiene, alimentación), además de, promover la independencia del autocuidado, la movilidad y mejoras funcionales generales a lo largo de la vida.

Debido a la falta de mediciones del crecimiento, evaluación de la espasticidad e intervenciones documentadas tanto para la espasticidad como para los problemas de crecimiento, una evaluación de la *estructura* de la red de servicios que se están proporcionando justifica la implementación de procedimientos operativos estándar. La identificación de personal administrativo de enfermería que esté equipado para implementar el *proceso* de crear, educar e implementar estándares de medición establecidos, específicamente para aquellos individuos que experimentan espasticidad en todos los departamentos, podría tener beneficios monumentales. Estas intervenciones, probadas a través de la práctica basada en la evidencia, tienen la propensión a impactar en *los resultados,* específicamente en los de crecimiento, funcionamiento y calidad de vida.

**Futuras líneas de investigación**

Sobre la base de los resultados del análisis estadístico y las limitaciones asociadas, se sugiere que el diseño de este estudio se realice como un estudio prospectivo con mediciones repetidas estandarizadas para garantizar la exactitud de los datos. Un estudio que compare niños con y sin bombas ITB sería ideal para evaluar completamente el efecto de ITB en el crecimiento y si los cambios en la espasticidad median el efecto de ITB en el crecimiento. Los resultados de los estudios de casos sugieren que la investigación futura debería centrarse en las diferencias de género, ya que sería útil comprender el papel de la testosterona en relación con el inicio de la pubertad, la aparición del estirón y la reducción de la espasticidad. Además, una comparación de niños con PC con aquellos con LCT sería beneficiosa debido a las diferencias hormonales observadas y documentadas en la literatura para aquellos individuos con LCT que posiblemente podrían contribuir al retraso del crecimiento. La observación, evaluación y documentación del modo de nutrición de todos los niños con espasticidad también proporcionaría datos útiles que mejorarían la utilidad de los resultados en relación con la regulación de la ingesta calórica, ya que afecta a la progresión del crecimiento.

El diseño del estudio implementado puede duplicarse en un entorno sanitario, donde podría establecerse el estándar de atención que implica la obtención de indicadores de crecimiento. Si los patrones de crecimiento de los niños con espasticidad que reciben ITB pudieran analizarse en poblaciones más grandes, podría evaluarse el beneficio potencial. La identificación de los proveedores de asistencia sanitaria que gestionan el mayor número de pacientes que reciben terapia ITB sería ideal para obtener los datos de interés.

Los hallazgos de esta investigación proporcionaron al investigador preocupaciones adicionales en relación con el cuidado y la gestión de las personas que presentan espasticidad. Desde una perspectiva global, la malnutrición es propensa a afectar a los niños con parálisis cerebral y a sus familias, a menos que se produzcan modificaciones en la utilización de la asistencia sanitaria de forma oportuna. Las futuras intervenciones para optimizar los resultados individuales, en lo que respecta a la función, la autonomía, la movilidad y la comodidad, tienen el potencial de beneficiar a muchas personas con trastornos motores. El investigador planea presentar el tema de investigación de esta disertación para su consideración de relevancia para el plan estratégico de 5 a 10 años del Instituto Nacional de Salud para la investigación de la parálisis cerebral. A través del Instituto Nacional de Trastornos Neurológicos y Accidentes Cerebrovasculares y el Instituto Nacional Eunice Kennedy Shriver de Salud Infantil y Desarrollo Humano se derivaron recomendaciones para el establecimiento de la investigación de la parálisis cerebral y la mejora de la atención clínica, a través de la colaboración con científicos, clínicos y defensores en 2014 y 2016. Es la esperanza de este investigador que los clínicos ejerzan su experiencia clínica y compasión para mejorar las vidas de aquellos que han sido impactados neurológicamente por insultos cerebrales. La aplicación temprana de las modalidades de tratamiento más innovadoras y eficaces es esencial para ofrecer una práctica basada en la evidencia a todos los que nos confían sus vidas.

## Referencias


Albright, A.L. (2007). Intrathecal baclofen for childhood hypertonia (Baclofeno intratecal para la hipertonía infantil). *Sistema nervioso infantil*: 23, 971-979.

Andrew, M.J. & Sullivan, P.B. (2010). Crecimiento en la parálisis cerebral. *Nutrición en la práctica clínica:* 25(4), 357-361.

Aoki K.R. (2001). Farmacología e inmunología de los serotipos de la toxina botulínica. *Revista de Neurología,* 248(1), 3-10.

Awaad, Y., Hassan, T., Munoz, S., Ham, S., Michon, A.M., & Awaad, R. (2002). Functional assessment following intrathecal baclofen therapy in children with spastic cerebral palsy. *Journal of Child Neurology,* 18, 2634.

Barrett, R.S. & Barber, L. (2013). Deterioro del crecimiento muscular en la parálisis cerebral espástica. *Medicina del Desarrollo y Neurología Infantil,* 202. doi: 10.1111/dmcn.12073

Bell, K.L., Boyd, R.N., Tweedy, S.M., Weir, K.A., Stevenson, R.D., & Davies, P.S. (2010). A prospective, longitudinal study of growth, nutrition, and sedentary behavior in young children with cerebral palsy. *BMC Public Health,* 10, 179-191.

Bjornson, K.F., McLaughlin, J.F., Loeser, J.D., Nowak-Cooperman, K.M., Russel, M., Bader, K. Desmond, S.A. (2003). Motricidad oral, comunicación y estado nutricional de los niños durante la terapia con baclofeno intratecal: A descriptive pilot study. *Archivos de Rehabilitación Física y Médica,* 84(4), 500-506.

Boyle, C.A., Decoufle', P., y Yeargin-Allsopp, M. (1994). Prevalence and health impact of developmental disabilities in US children. *Pediatrics,* 93(3), 399-403.

Cabrera, M.N., Kolaski, K. & Shilt, J. (2005). Farmacología y farmacocinética del baclofeno. En Koman, L.A., & Smith, B.P. (Eds.). *Tratamiento de la espasticidad en la parálisis cerebral: The Role of Intrathecal Baclofen*, pp. 56-59. Data Trace Publishing Company: Towson, Maryland.

Cameron, N. y Bogin, B. (2012). La salud ósea en los niños. *Crecimiento y desarrollo humano* (p. 118). Recuperado de http:/iiiprxy.library.miami.edu: 10667/patron/FullRecord.aspx.

Cannon, S. (2007). Diseño de investigación cuantitativa. *Introducción a la investigación en enfermería: Incorporating Evidence -Based Practice,* pp. 146-150. *Jones and Bartlett Publishers.* Jones and Bartlett Publishers, Sudbury, Massachusetts.

Centros para el Control y la Prevención de Enfermedades (2002). *2000 CDC growth charts for the United States: Métodos y desarrollo:* 11(246). Estadísticas vitales y de salud. Datos de la Encuesta Nacional de Salud.

Cerebral Palsy Facts.com (2007). Estadísticas de la parálisis cerebral. Consultado el 8 de julio de 2007: //www.cerebralpalsyfacts. com/stats .htm.

Chiodo, A.E., & Saval, A. (2012). Intrathecal baclofen for the treatment of spinal myoclonus: A case series. *Revista de Medicina de la Médula Espinal*, 35(1), 64-67. doi: 10.1179/2045772311Y.0000000006

Copeland, L., Edwards, P., Thorley, M., Donaghey, S. Gascolgne-Pees, L., Kentish, M., Lindsley, J., McLennan, K., Sakzewski, L., & Boyd, R.N. (2014). Toxina botulínica A para niños no ambulatorios con parálisis cerebral: Un ensayo controlado aleatorizado doble ciego. *The Journal of Pediatrics,* 165(1), 140-146. doi: org/10.1016/jjpeds.2014.01.050

Davidoff, R.A. (1985). Fármacos antiespasticidad: Mechanisms of action. *Anales de Neurología,* 17, 107-116.

Day, S.M., Strauss, D.J., Vachon, P.J., Rosenbloom, L., Shavelle, R.M., & Wu, Y.W. (2007). Patrones de crecimiento en una población de niños y adolescentes con parálisis cerebral. *Medicina del desarrollo y neurología infantil,*49, 167-171.

Delgado, M.R., Tilton, A., Russman, B., Benavides, O., Bonikowski, M., Carranza, J., Dabrowski, E., Dursun, N., Gormley, M., Jozwiak, M. & Matthews, D. (2016). AbobotulinumtoxinA para la deformidad del pie equino en parálisis cerebral: Un ensayo controlado aleatorizado. *Pediatrics*, 137(2), 1-9.

Escolar, D.M., Tosi, L.L., Rocha, A.C., & Kennedy, A. (2007). Músculos, huesos y nervios. En Batshaw, M.L., Pellegrino, L. & Roizen, N.J. (Eds.), *Children with Disabilities,* pp. 205-206. Baltimore, MD: Paul H. Brookes Publishing Co.

Gerszten, P.C., Albright, A.L., & Johnstone, G.F. (1998). Intrathecal baclofen infusion and subsequent orthopedic surgery in patients with spastic cerebral palsy (Infusión intratecal de baclofeno y posterior cirugía ortopédica en pacientes con parálisis cerebral espástica). *The Journal of Neurosurgery*, 88, 1009-1013.

Gianino, J.M., York, M., Paice, J.A., & Shott, S. (1998). Quality of life: effect of reduced spasticity from intrathecal baclofen. *Journal of Neuroscience Nursing,* 30(1), 47-55.

Gilmartin, R., Bruce, D, Storrs BB (2000). Intrathecal baclofen for management of spastic cerebral pals: multicenter trial. *Journal of Child Neurology*, 15, 71-77.

Goldstein, E.M. (2006). Safety of high-dose botulinum toxin type-A therapy for the treatment of pediatric spasticity. *Revista de Neurología Infantil,* 21(3), 189-193.

Gooch, J.L, Oberg, W.A., Grams, B., Ward, LA, & Walker, M.L. (2004). Care provider assessment of intrathecal baclofen in children. *Medicina del desarrollo y neurología infantil,* 46, 548-552.

Greenwald, B.D., y Rigg, J.L. (2009). Neurorrehabilitación en la lesión cerebral traumática: ¿Marca la diferencia? *Mount Sinai Journal of Medicine,* 76, 182-189. doi: 10.1002/msj.20103

Guillame, D., Van Havenbergh, A., Vloeberghs, M., Vidal, J., Roeste, G. (2005). A clinical study of intrathecal baclofen using a programmable pump for intractable spasticity (Estudio clínico del baclofeno intratecal mediante una bomba programable para la espasticidad intratable). *Archivos de Rehabilitación Física y Médica*, 86, 2165-2171.

Hadden, K.L. & Von Baeyer, C. (2002). Dolor en niños con parálisis cerebral: Desencadenantes comunes y conductas expresivas. *Pain*, 99, 281-288.

Hamza, R.T., Ismail, M.A., & Hamed, A.I. (2011). Deficiencia de la hormona del crecimiento en niños y adolescentes con parálisis cerebral: Relación con la función motora gruesa y el grado de espasticidad. *Revista de Ciencias Biológicas de Pakistán*: 14(7), 440-443.

Hemmingway, C., McGrogan, J., & Freeman, J.M. (2001). Requisitos energéticos de la espasticidad. *Medicina del desarrollo y neurología infantil,* 43, 277-278.

Henderson, R.C., Grossberg, R.I., Matuszewski, J., Menon, N., Johnson, J., Kecskemethy, H.H., Vogel, L., Ravas, R., Wyatt, M., Bachrach, S.J., & Stevenson, R.D. (2007). Growth and nutritional status in residential center versus home-living children and adolescents with quadriplegic cerebral palsy. *The Journal of Pediatrics,* 151(2), 161-166.

Himmelman, K, Beckung, E., Hagberg, H., & Uvebrant, P. (2007). Parálisis cerebral espástica bilateral: Prevallence through four decades, motor function, and growth. *European Journal of Paediatric Neurology,* 11, 215-222. doi: 10.1016/j.ejpn.2006.12.010

Hoving, M.A., Van Raak, E.P, Spincemaille, G.H., Plamans, L.J., Becher, J.G., & Vles, J.S. (2009). Eficacia del tratamiento con baclofeno intratecal en niños con parálisis cerebral espástica intratable: A randomized controlled trial. *European Journal of Paediatric Neurology*, 13(3), 240-246. doi: 10.1016/j.ejpn.2008.04.013

Johnson, G.R. (2002). Outcome measures of spasticity. *European Journal of Neurology*, 9(Suplemento 1), 10-16.

Kolask, K. (2005). Medical management of ITB patients. En Koman, L.A., & Smith, B.P. (Eds.). *Tratamiento de la espasticidad en la parálisis cerebral: The role of intrathecal baclofen,* pp. 88-103. Data Trace Publishing Company: Towson, Maryland.

Koman, LA., Mooney, J.F., Smith, B.P., Goodman, A., & Mulvaney, T. (1994). Tratamiento de la espasticidad en la parálisis cerebral con toxina botulínica A. Informe de un ensayo preliminar, aleatorizado, doble ciego: Informe de un ensayo preliminar, aleatorizado, doble ciego. *Journal of Pediatric Orthopedics,* 14(3), 299-303.

Koop, S.E. (2009). La escoliosis en la parálisis cerebral. *Medicina del desarrollo y neurología infantil,* 51(4), 92-98. doi: 10.1111/j.1469-8749.2009.03461x

Krick, J., Murphy-Miller, P., Zeger, S. & Wright, E. (1996). Patrón de crecimiento en niños con parálisis cerebral. *Revista de la Asociación Dietética Americana*, 96(7), 680-686.

Krigger, K.W. (2006). Cerebral palsy: An overview. *American Family Physician* 73(1), 92-99.

Kumperminc, F., Gottrand., L, Samson-Fang, J., Arvedson, K., Bell, K., Craig, G.M., & Sullivan, P.B. (2013). Manejo nutricional de niños con parálisis cerebral: Una guía práctica. *European Journal of Clinical Nutrition,*3, 521-523. doi: 10.1038/ejcn2013.227

Laguju, I.A. & Adedokun, B.O. (2008). A comparison of quadriplegic and hemiplegic cerebral palsy. *Revista de Neurología Pediátrica,* 6(1), 25-30.

Lance, J.W. (1980). Sinopsis del simposio. En Feldman, R.G. Young R.R., & Koella W.P.( Eds). *Spasticity: Disordered Motor Control*, pp. 485-495. *Chicago.* Chicago: Year Book Medical Publishers.

Lin, J.P. Brown, J.K., & Walsh, E.G. (1994). Maduración fisiológica de los músculos en la infancia. *The Lancet*, 343, 1386-1389.

Maenner, M.J., Benedict, R.E., Arneson, C.L., Yeargin-Allsopp, M., Wingate, M.S., Kirby, R.S., Braun, K.V., & Durkin, M.S. (2012). Los niños con parálisis cerebral: Disparidades raciales en las limitaciones funcionales. *Epidemiología,* 23(1), 35-43.

McLaughlin, J., Bjornson, K., Temkin, N., Steinbok, P., Wright, V., Reiner, A., Roberts, T., Drake, J., O'Donnell, M., Rosenbaum, P., Barber, J., & Ferrell, A. (2002). Rizotomía dorsal selectiva: Meta-analysis of three randomized controlled trials. *Medicina del desarrollo y neurología infantil,* 44, 17-25.

Medtronic.com (2017). Healthcare Professional Intrathecal Baclofen Therapy. www.medtronic.com

Miller, F. (2011). Los efectos de la infusión continua de baclofeno intratecal en niños no ambulantes con parálisis cerebral. *Medicina del desarrollo y neurología* infantil, 53(8), 679-680.

Motta, F., Antonello, C.E., & Stignani, C. (2011). El baclofeno intratecal y la función motora en la parálisis cerebral. *Medicina del desarrollo y neurología infantil;* 53(5), 443-448.

Nelson, C.A. (1999). Plasticidad neuronal y desarrollo humano. *Current Directions in Psychological Science,* 8, 42-45.

Nicolson, P. y Anderson, P. (2001). The psychosocial impact of spasticity- related problems for people with multiple sclerosis: a focus group study. *Journal of Health Psychology,* 6(5), 551-567.

O'Shea, M. (2008). Cerebral palsy. *Seminars in Perinatology,* 32, 35-41.

Palisano, R., Rosenbaum, P., Hanna, S., Russell, D., Walter, S., Wood, E., & Galuppi, B. (1997). Curvas de desarrollo motor en niños con parálisis cerebral. *Medicina del desarrollo y neurología infantil,* 39, 214-23.

Pellegrino, L. (2007). Cerebral palsy. En M.L. Batshaw, L. Pellegrino, & N.J. Roizen (Eds.). *Children with Disabilities (Niños con discapacidades*), págs. 395. Baltimore, MD: Paul H. Brookes Publishing Co.

Pin, T.W. McCartney, L., Lewis, J. & Waugh, M. (2011). Uso de la terapia con baclofeno intratecal en niños y adolescentes ambulantes con espasticidad y distonía de origen cerebral: Una revisión sistemática. *Medicina del desarrollo y neurología* infantil: 53, 885-895.

*Manual de Publicaciones de la Asociación Americana de Psicología* (6th ed.). (2010). Washington, D.C.: Asociación Americana de Psicología.

Reilly, J.J., Hassan, T.M., Braekken, A., Jolly, J., & Day, R.E. (1996). Growth retardation & undernutrition in children with spastic cerebral palsy (Retraso del crecimiento y desnutrición en niños con parálisis cerebral espástica). *Journal of Human Nutrition and Dietetics*, 9, 429-435.

Richmond, E. y Rogol, A.D. (2014). Lesión cerebral traumática: Consecuencias endocrinas en niños y adultos. *Endocrine,* 45, 3-8. doi: 10.1007/s12020-013-0049-1

Rosenbaum, P.L, Walter, S.D., Hanna, S.D., Palisano, R.J., Russell, D.J., Raina, P., Wood, E., Bartlett, D.J., & Galuppi, B.E. (2002) Pronóstico de la función motora gruesa en la parálisis cerebral: Creación de curvas de desarrollo motor. *Revista de la Asociación Médica Americana*: 288(11), 13531363.

Russman, B.S. (2008). Infusión continua intratecal de baclofeno para la parálisis cerebral espástica intratable: ¿merece la pena? *Nature Clinical Practice Neurology*, 4(9), 476-477.

Russman, B.S. (2009). Intrathecal baclofen. *Medicina del desarrollo y neurología infantil,* 54(7), 601-602.

Samson-Fang, L. y Bell, K. (2013). Evaluación del crecimiento y la nutrición en niños con parálisis cerebral. *Revista europea de nutrición clínica,* 67, 55-58. doi:10.1038/ejcn2013.223

Satter, E.M. (1986). La relación de alimentación. *Journal of the American Diet Association,* 86, pp. 352-356.

Schantz, E.J. y Johnson, E.A. (1992). Propiedades y uso de la toxina botulínica y otras neurotoxinas microbianas en medicina. *Microbiology Review*, 56, 80-99.

Scheinberg, A.M., O'Flaherty, S., Chaseling, R., & Dexter, M. (2001). Continuous intrathecal baclofen infusion for children with cerebral palsy: A pilot study. *Journal of Pediatric Child Health,* 37, 283-288.

Senaran, H., Shah, S.A., Presedo, A., Dabney, K.W., Glutting, J.W., & Miller, F. (2007). The risk of progression of scoliosis in cerebral palsy patients after intrathecal baclofen therapy. *Spine,*32(21), 2348-2354.

Shilt, J.S., Reeves, S., Lai, L.P., Lai, L.P., Wetter, J., Cabrera, M.N., Kolaski, K & Smith, B.P. (2008). El resultado del tratamiento con baclofeno intratecal en la diplejía espástica: Resultados preliminares con un seguimiento mínimo de dos años. *Revista de Medicina de Rehabilitación Pediátrica: An Interdisciplinary Approach,* 1, 255-261.

Shull, G.H. (1915). Definiciones genéticas en el New Standard Dictionary. *The American Naturalist* (p. 52-59). Obtenido de: http://www.jstor.org/stable/2456101.

Smith, L.R., Chambers, H.G., & Lieber, R.L. (2012). Reducción de la población de células satélite puede conducir a contracturas en niños con parálisis cerebral. *Medicina del Desarrollo y Neurología Infantil,* 55: 264-270. doi: 10.1111/dmcn.12027

Sockalosky, J.J., Kriel, R.L., Krach, L.E., & Sheehan, M. (1987). Pubertad precoz después de una lesión cerebral traumática. *Journal of Pediatrics,* 110(3), 373377.

Sonuga-Barke, E.J., Schlotz, W., & Rutter, M. (2010). Crecimiento físico y maduración tras la privación institucional severa: Do they mediate specific psychopathological effects (Informe de investigación VII)? *Monografías de la Sociedad de Investigación en Desarrollo Infantil,* 143-168.

Stallings, V.A., Charney, E.B., Davies, JC, & Cronk, C.E. (1993). Estado nutricional y crecimiento de niños con parálisis cerebral diplejica o hemipléjica. *Medicina del desarrollo y neurología infantil,* 35, 997-1006.

Stallings, V.A., Cronk, C.E., Zemel, B.S., & Charney, E.B. (1995). Composición corporal en niños con parálisis cerebral tetrapléjica espástica. *Journal of Pediatrics,* 126(5), 833-839.

Stevenson, R.D., Roberts, C.D., & Vogtle, L. (1995). Los efectos de los factores no nutricionales sobre el crecimiento en la parálisis cerebral. *Medicina del desarrollo y neurología infantil,* 37, 12-130.

Thommessen, M., Heiberg, A., Kase, B.F., Larsan, S., & Ris. G (1991). Ingesta de energía y nutrientes en niños discapacitados: ¿Los problemas de alimentación marcan la diferencia? *Journal of the American Dietetic Association,* 91(12), 1522. Extraído de: http://iiiprxy.library. Miami.edu: 4030/gtx/infomark

Tillet, L.A. (1994). El modelo de promoción de la salud. En A. Marriner-Tomey(Ed.). *Nursing Theorists and Their Work* (pp. 507-511). Louis, Missouri: Mosby.

Tilton, A.H., Russman, B., Aydin, R., Dincer, U., Escobar, R.G., Kutlay, S., Lipszyk, Z., Velez, J.C., Grandoulier, A.S., Tse, A., Picaut, P., & Delgado, M.R. (2017). AbobotulinumtoxinA (Dysport®) improves función según la consecución de objetivos en niños con equino dinámico debido a parálisis cerebral. *Revista de Neurología Infantil,* 1-6. doi: 10.1177/0883073816686910

Tilton, A.H. (2015). Revisión basada en la evidencia de la seguridad y eficacia en la parálisis cerebral. *Toxicon,* 107, 105-108.

Topp, M., Huusom, L.D., Langhoff-Roos, J., Delhumeau, C., Hutton, J.L., & Dolk, H. (2004). Parto múltiple y parálisis cerebral en Europa: A multicenter study. *Acta Obstetricia et Gynecologica Scandinavica*, 83, 548-553.

Administración de Alimentos y Medicamentos de los Estados Unidos. Aprobación de medicamentos (2017). Departamento de Salud y Servicios Humanos de los Estados Unidos. www.fda.gov

Walker, J.L, Bell, K.L., Boyd, R.N., & Davies, SW (2012). Energía en niños en edad preescolar con parálisis cerebral. *Revista Americana de Nutrición Clínica,* 96, 1309-1315. doi: 10.3945/ajcn.112.043430

Wei, C & Gregory, J.W. (2009). Fisiología del crecimiento normal. *Pediatría y Salud Infantil,* 19(5), 236-240.

Zonta, M.B., Agert, F., Muzzolon, S.R.B, Antoniuk, S.A., Magdalena, N.I.R., Bruck,

I., & Santos, L.H. (2009). Crecimiento y antropometría en pacientes con parálisis cerebral hemipléjica. *Rev Paul Pediatrica,* 27(4), 416-423.

## ANEXOS

**Apéndice 1: Sistema de clasificación de la función motora gruesa (Rosenbaum, et al., 2002)**

| | |
|---|---|
| Nivel I | Camina sin restricciones; limitaciones en las habilidades motoras gruesas más avanzadas. |
| Nivel II | Camina sin dispositivos de ayuda; limitaciones para caminar al aire libre y en la comunidad. |
| Nivel III | Camina con dispositivos de movilidad asistida; limitaciones para caminar al aire libre y en la comunidad. |
| Nivel IV | Movilidad autónoma con limitaciones; los niños son transportados o utilizan movilidad eléctrica al aire libre y en la comunidad. |
| Nivel V | La movilidad autónoma está muy limitada, incluso con el uso de tecnología de asistencia. |

**Apéndice 2: Escalas de espasticidad (Awaad, 2002)**

| Puntuación | Ashworth | Ashworth modificado |
|---|---|---|
| 0 | No aumenta el tono | No aumenta el tono |
| 1 | Ligero aumento del tono que se produce al mover la extremidad en flexión y extensión | Ligero aumento del tono, manifestado por una captura y liberación, o por una resistencia mínima al final de la amplitud de movimiento (ROM). |
| 1+ | No aplicable | Ligero aumento del tono, manifestado por un enganche, seguido de una resistencia mínima en el resto (<50%) del ROM disponible. |
| 2 | Aumento más marcado del tono, la extremidad se flexiona con facilidad | Aumento más marcado del tono muscular en la mayor parte del ROM, pero las partes afectadas se mueven con facilidad. |
| 3 | Aumento considerable del tono, movimiento pasivo difícil | Aumento considerable del tono, movimiento pasivo difícil |
| 4 | Extremidad rígida en flexión y extensión | Partes afectadas rígidas en flexión o extensión |

1. **Date: _______________ D.O.B. ____________________**
2. **Número de asignatura: __________**
3. **Fecha de implantación de la bomba: ___ / /**
4. **Sexo: M / F**
5. **Raza: Negra / Negra-Hispana / Caucásica / Hispana**
6. **Diagnóstico Códigos CIE9: 781.0, 355.9 Códigos CPT: 62368, 62370**
7. **Residencia: Padres biológicos/ Centro residencial/ SNIF/ Acogida/ Otro**
8. **Consulta nutricional: SÍ / NO**
9. **GMFCS:**

| FECHA | | | | | | | | |
|---|---|---|---|---|---|---|---|---|
| PUNTUACIÓN | | | | | | | | |

**10. Medicamentos orales para la espasticidad:**

**Date: __/ _____**

________________________________________________________

**Fecha:_ __/__ __/ _____**

_ ________________________________________________________

**Fecha:_ __/__ __/ _____**

_

| FECHA | ALTURA | PESO | IMC | EDAD |
|---|---|---|---|---|
| | | | | |
| | | | | |
| | | | | |
| | | | | |
| | | | | |
| | | | | |

**Appendix 3 Formulario de recogida de datos (continuación)**

**13. DOSIS DIARIA DE BACLOFENO**

| Línea de base | 6 meses | 12 meses | 18 meses | 24 meses |
|---|---|---|---|---|
| | | | | |

**14. ASHWORTH PUNTUACIÓN**

| Línea de base | 6 meses | 12 meses | 18 meses | 24 meses |
|---|---|---|---|---|
| | | | | |

NO=0

**Appendix 4**

**Codificación de variables**

TIPO DE NUTRICIÓN:

BOMBA

SÍ: 1

NO: 0

D.O.B. (EDAD): XX/XX/XXXX

RAZA:

CAUCAZÓN: 0

NEGRO: 1

HISPANOS: 2

OTROS: 3

GÉNERO

HOMBRE: 0

HEMBRA: 1

PUNTUACIÓN DE ASHWORTH: 0-4

ALTURA : Centímetros

PESO : Kilogramos

IMC: valor numérico

DIAGNÓSTICO:

CP: 1

TBI: 2

LESIÓN CEREBRAL ANÓXICA: 3

SONDA DE GASTROSTOMÍA: 0

ORAL: 1

MIXTO: 2

RESIDENCIA:

BIOLÓGICA: 0

FOSTER: 1

ENFERMERÍA ESPECIALIZADA FACILIDAD:2

GMFCS: 1-5

ANTIESPASMÓDICO ORAL MEDICAMENTOS

BACLOFENO: 0

TIZANIDINA: 1

KLONOPIN: 2

ATIVAN: 3

FECHA DE IMPLANTACIÓN DE LA BOMBA:

XX/XX/XXXX

NUTRICIÓN:

CONSULTAR:

SÍ=1

**Cuadro 1: Frecuencia variable**

| | Número de asunto | | | | | | | | | | | | | | | %complete | |
|---|---|---|---|---|---|---|---|---|---|---|---|---|---|---|---|---|---|
| **Variable** | **2** | **3** | **4** | **5** | **6** | **7** | **8** | **9** | **10** | **11** | **12** | **13** | **14** | **15** | **16** | **17** | |
| **Times observado** | **5** | **3** | **2** | **5** | **2** | **3** | **7** | **3** | **6** | **5** | **4** | **2** | **5** | **3** | **4** | **7** | |
| **Edad*** | N | Y | Y | Y | Y | Y | Y | Y | Y | Y | Y | Y | Y | Y | Y | Y | 98 |
| **Género** | Y | Y | Y | Y | Y | Y | Y | Y | Y | Y | Y | Y | Y | Y | Y | Y | 98 |
| **Nutrición Consulta*** | Y | Y | Y | Y | Y | Y | Y | Y | N | Y | N | N | N | N | Y | Y | 70 |
| **Raza/etnia** | Y | Y | Y | Y | Y | Y | Y | Y | Y | Y | Y | Y | Y | Y | Y | Y | 91 |
| **Peso** | 5 | 3 | 2 | 5 | 1 | 0 | 7 | 2 | 6 | 5 | 3 | 1 | 4 | 2 | 4 | 7 | 86 |
| **Residencia*** | 5 | 3 | 2 | 5 | 2 | 3 | 7 | 3 | 6 | 5 | | 1 | | 3 | 4 | 7 | 85 |
| **Implante de bomba Fecha** | | 3 | 2 | 5 | | 3 | | 0 | 6 | 5 | 4 | 1 | 5 | 3 | 4 | 7 | 73 |
| **Nutrición Tipo** | 5 | 3 | 2 | 5 | 2 | 3 | 7 | 3 | 0 | 5 | 0 | 0 | 0 | 0 | 4 | 7 | 70 |
| **Altura** | 5 | 3 | 1 | 4 | 2 | 1 | 2 | 1 | 5 | 5 | 2 | 1 | 4 | 2 | 4 | 2 | 67 |
| **IMC** | 5 | 3 | 1 | 4 | 1 | 0 | 2 | 1 | 5 | 5 | 2 | 1 | 4 | 2 | 4 | 2 | 64 |
| **Baclofeno** | 5 | 3 | 2 | 1 | 0 | 3 | 6 | 1 | 5 | 0 | 3 | 2 | 0 | 0 | 0 | 2 | 50 |
| **Oral Medicación*** | 5 | 3 | 2 | 5 | | 0 | | 3 | 0 | 5 | 4 | 0 | | | | | 41 |
| **Ashworth** | 5 | 3 | 2 | 1 | 0 | 3 | 4 | 1 | 2 | 0 | 3 | 2 | 0 | 0 | 0 | 1 | 41 |
| **Tipo de Medicación*** | 5 | 3 | 2 | 5 | 0 | 0 | 0 | 3 | 0 | 5 | 0 | 0 | 0 | 0 | 0 | 0 | 35 |

*Estas variables se midieron al inicio, pero se repitieron en cada momento del análisis.

**Cuadro 2: Características de la muestra**

| Variable | Frec | % | SD |
|---|---|---|---|
| Sexo | | | |
| Hombre | 10 | 62.5 | |
| Mujer | 6 | 37.5 | |
| Carrera | | | |
| 0 | 4 | 26.7 | |
| 1 | 7 | 46.7 | |
| 2 | 3 | 20.0 | |
| 3 | 1 | 6.6 | |
| Residencia | | | |
| 0 | 12 | 92.3 | |
| 2 | 1 | 7.7 | |
| Nutr Con | | | |
| 0 | 4 | 40.0 | |
| 1 | 6 | 60.0 | |
| Tipo Nutr | | | |
| 0 | 4 | 40.0 | |
| 1 | 6 | 60.0 | |
| Medicamentos orales | | | |
| 0 | 1 | 20.0 | |
| 0, 2 | 1 | 20.0 | |
| 0, 3 | 2 | 40.0 | |
| 3 | 1 | 20.0 | |
| Tipo Med | | | |
| 0 | 2 | 50.0 | |
| 0, 2 | 1 | 25.0 | |
| 1 | 1 | 25.0 | |
| Variable | n | Media | SD |
| Edad | 16 | 20.1 | 4.4 |
| Edad del implante | 12 | 14.8 | 5.3 |
| Años Implantado | 12 | 4.9 | 2.0 |

**Tabla 3. Resultados del modelo de pendientes e interceptos aleatorios para las puntuaciones Z de estatura, peso e IMC.**

| | Interceptar | | | Trayectoria a lo largo de la edad | | |
|---|---|---|---|---|---|---|
| Variable | Beta | SE | p | Beta | SE | p |
| Peso | 1.21 | 1.69 | 0.485 | -0.19 | 0.13 | 0.168 |
| Altura | -3.73 | 1.91 | 0.070 | 0.10 | 0.11 | 0.393 |
| IMC | 2.19 | 0.75 | 0.011 | -0.16 | 0.06 | 0.020 |

**Tabla 4: Características de la muestra: Edad inicial, edad de implantación y años de implantación**

| Variable | n | Media | SD |
|---|---|---|---|
| Edad | 16 | 20.1 | 4.4 |
| Implante de edad | 12 | 14.8 | 5.3 |
| Años Implante | 12 | 4.9 | 2.0 |

**Tabla 5: Dosis de ITB (mcg) y puntuaciones de Ashworth a lo largo del tiempo.**

| **Variable** | **Tiempo** | **n** | **Media** | **SD** |
|---|---|---|---|---|
| **ITB (mcg)** | 1 | 8 | 826.5 | 887.9 |
| | 2 | 7 | 954.0 | 940.8 |
| | 3 | 7 | 959.1 | 882.7 |
| | 4 | 4 | 936.5 | 205.3 |
| | 5 | 3 | 874.7 | 296.6 |
| | 6 | 0 | | |
| | 7 | 1 | 896.0 | |
| **Ashworth** | 1 | 7 | 1.4 | 0.5 |
| | 2 | 5 | 1.0 | 0.7 |
| | 3 | 4 | 1.7 | 1.1 |
| | 4 | 3 | 1.3 | 0.6 |
| | 5 | 2 | 1 | 0.0 |
| | 6 | 0 | | |
| | 7 | 0 | | |

**Figura 1: Modelo de Donabedian (establecido para el diseño/hipótesis del estudio original)**

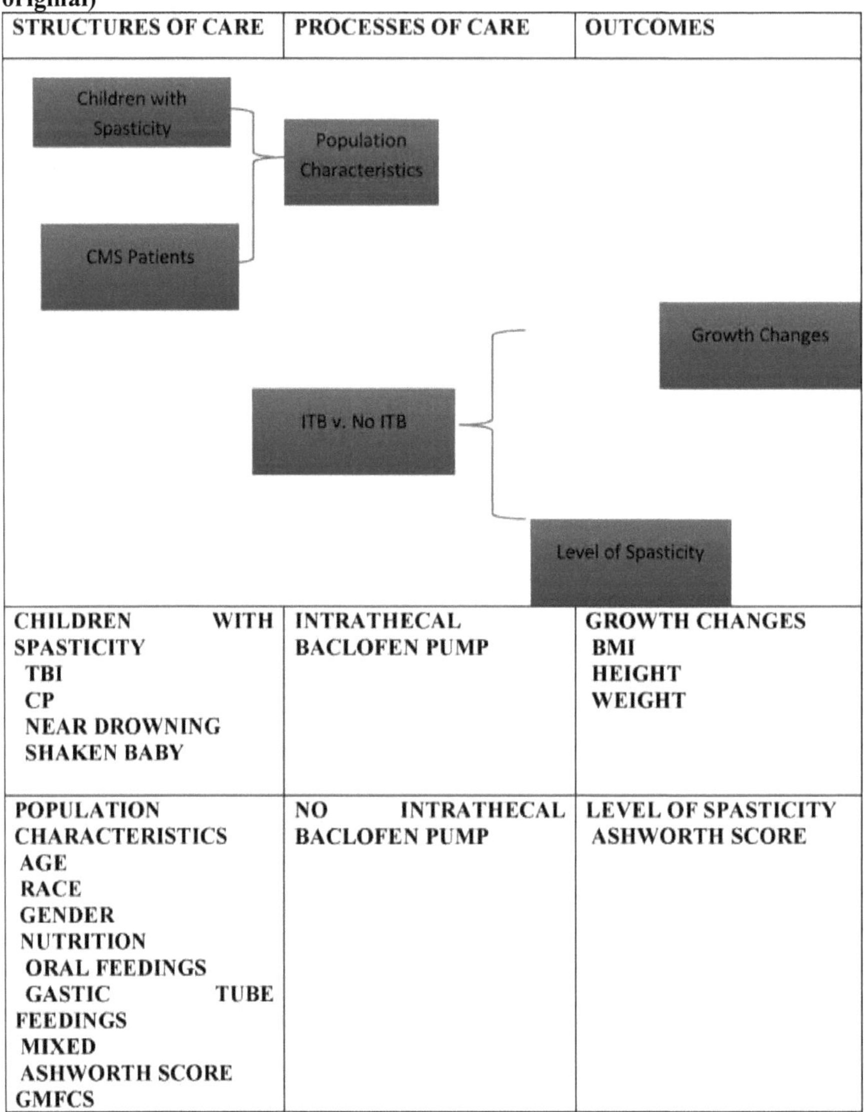


| STRUCTURES OF CARE | PROCESSES OF CARE | OUTCOMES |
|---|---|---|
| CHILDREN WITH SPASTICITY<br>TBI<br>CP<br>NEAR DROWNING<br>SHAKEN BABY | INTRATHECAL BACLOFEN PUMP | GROWTH CHANGES<br>BMI<br>HEIGHT<br>WEIGHT |
| POPULATION CHARACTERISTICS<br>AGE<br>RACE<br>GENDER<br>NUTRITION<br>ORAL FEEDINGS<br>GASTIC TUBE FEEDINGS<br>MIXED<br>ASHWORTH SCORE<br>GMFCS | NO INTRATHECAL BACLOFEN PUMP | LEVEL OF SPASTICITY<br>ASHWORTH SCORE |

**Figura 2. Trayectoria proyectada de las puntuaciones Z de crecimiento a lo largo de la edad.**

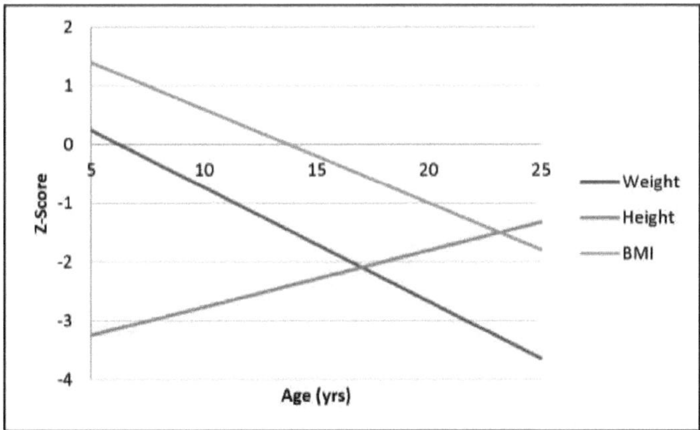

## 2 to 20 years: Boys
## Body mass index-for-age percentiles

NAME D.O.B:05.16.1993

RECORD # 009

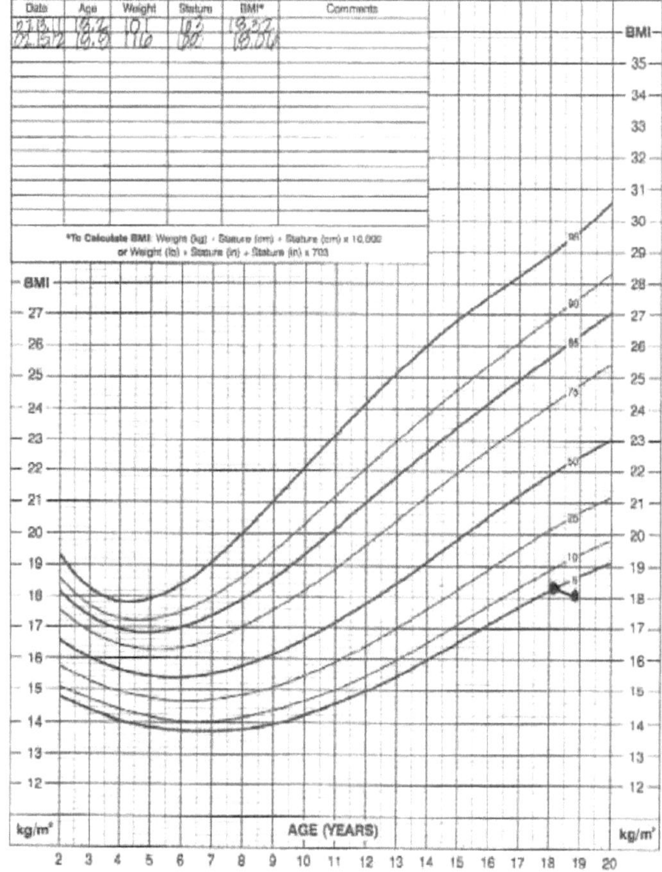


Published May 30, 2000 (modified 10/16/00).
SOURCE: Developed by the National Center for Health Statistics in collaboration with the National Center for Chronic Disease Prevention and Health Promotion (2000).
http://www.cdc.gov/growthcharts

CDC
SAFER · HEALTHIER · PEOPLE™

**Figure 23. Clinical growth chart 5th, 10th, 25th, 50th, 75th, 85th, 90th, 95th percentiles, 2 to 20 years: Boys body mass index-for-age**

**2 to 20 years: Boys**
**Stature-for-age and Weight-for-age percentiles**

NAME D.O.B.: 05.16.1993
RECORD # 009

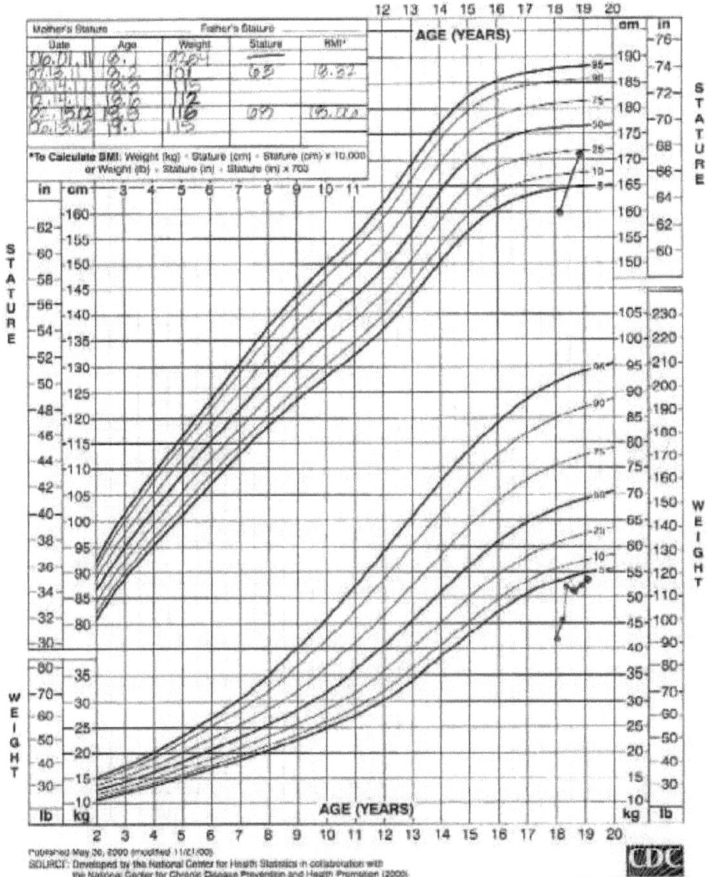


Figure 21. Clinical growth chart 5th, 10th, 25th, 50th, 75th, 90th, 95th percentiles, 2 to 20 years: Boys stature-for-age and weight-for-age

**2 to 20 years: Boys**
**Body mass index-for-age percentiles**

NAME D.O.B. 10.13.1993
RECORD #

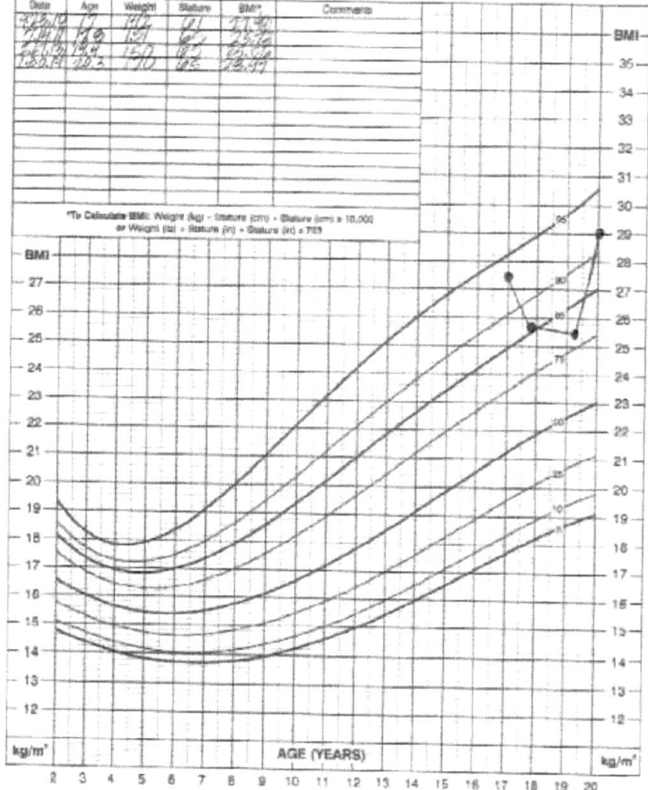


Published May 30, 2000 (modified 10/16/00).
SOURCE: Developed by the National Center for Health Statistics in collaboration with the National Center for Chronic Disease Prevention and Health Promotion (2000).
http://www.cdc.gov/growthcharts

**Figure 23. Clinical growth chart 5th, 10th, 25th, 50th, 75th, 85th, 90th, 95th percentiles, 2 to 20 years: Boys body mass index-for-age**

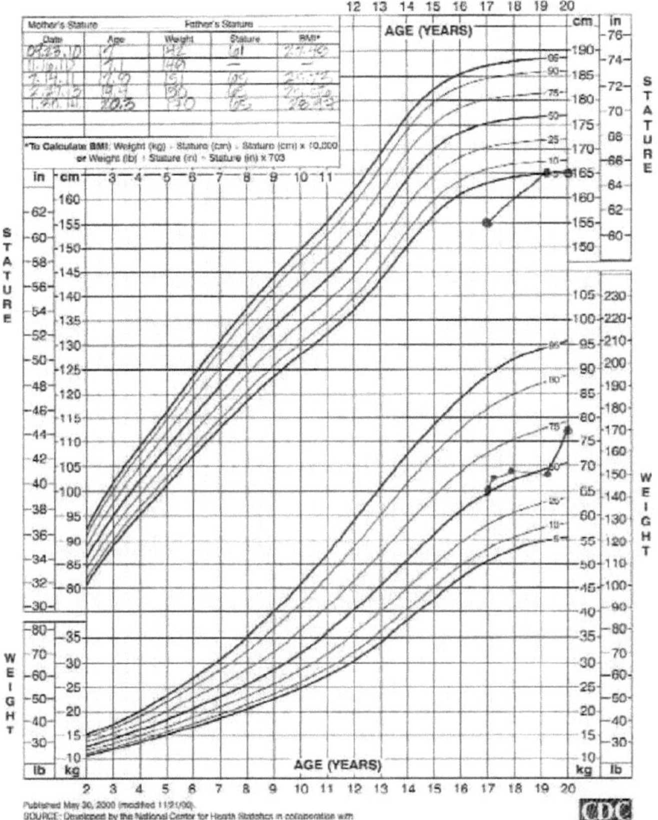


Figure 21. Clinical growth chart 5th, 10th, 25th, 50th, 75th, 90th, 95th percentiles, 2 to 20 years: Boys stature-for-age and weight-for-age

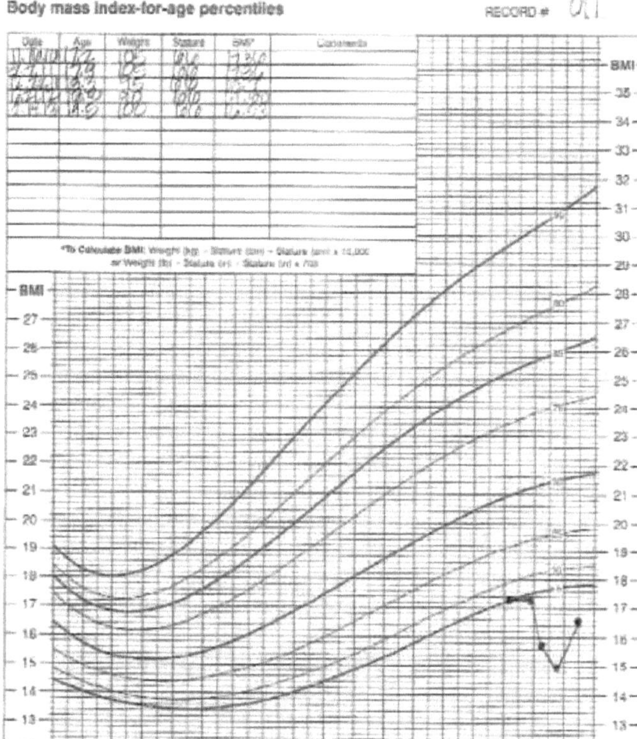


Figure 24. Clinical growth chart 5th, 10th, 25th, 50th, 75th, 85th, 90th, 95th percentiles, 2 to 20 years: Girls body mass index-for-age

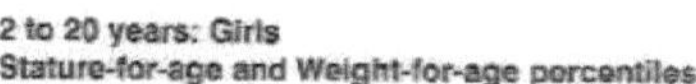


NAME TDB 09.02.1993
RECORD # 011

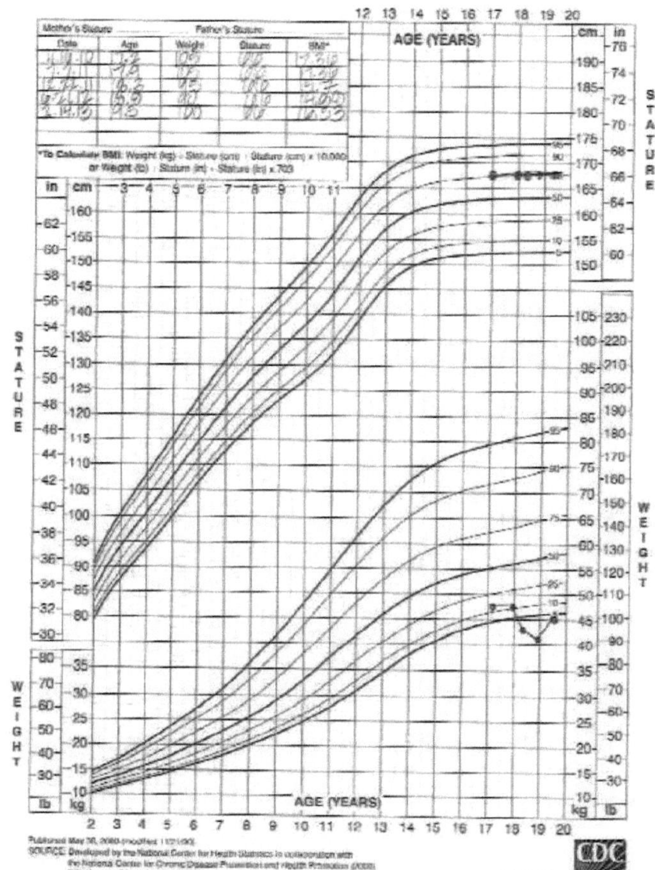


Figure 22. Clinical growth chart 5th, 10th, 25th, 50th, 75th, 90th, 95th percentiles, 2 to 20 years: Girls stature-for-age and weight-for-age

**2 to 20 years: Girls**
**Body mass index-for-age percentiles**

NAME DOB: 07.08.1992
RECORD # 017

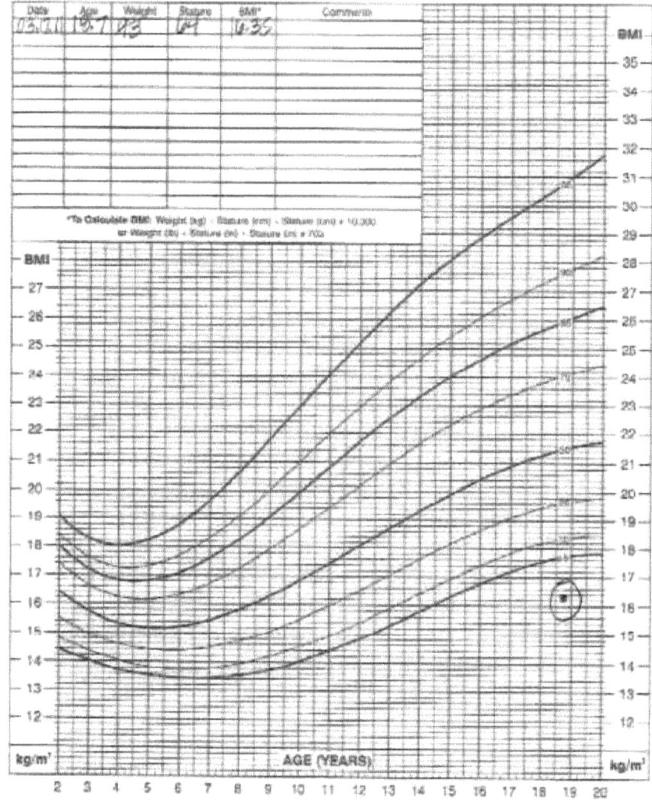


**Figure 24. Clinical growth chart 5th, 10th, 25th, 50th, 75th, 85th, 90th, 95th percentiles, 2 to 20 years: Girls body mass index-for-age**

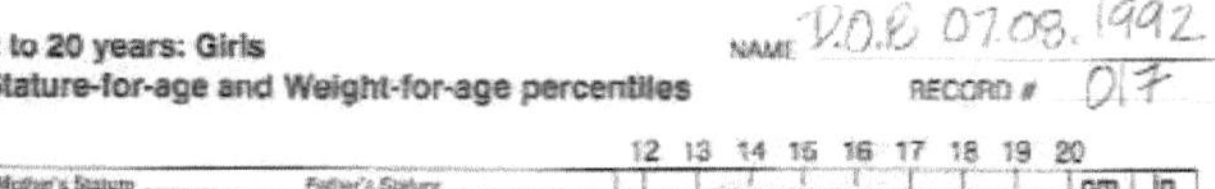


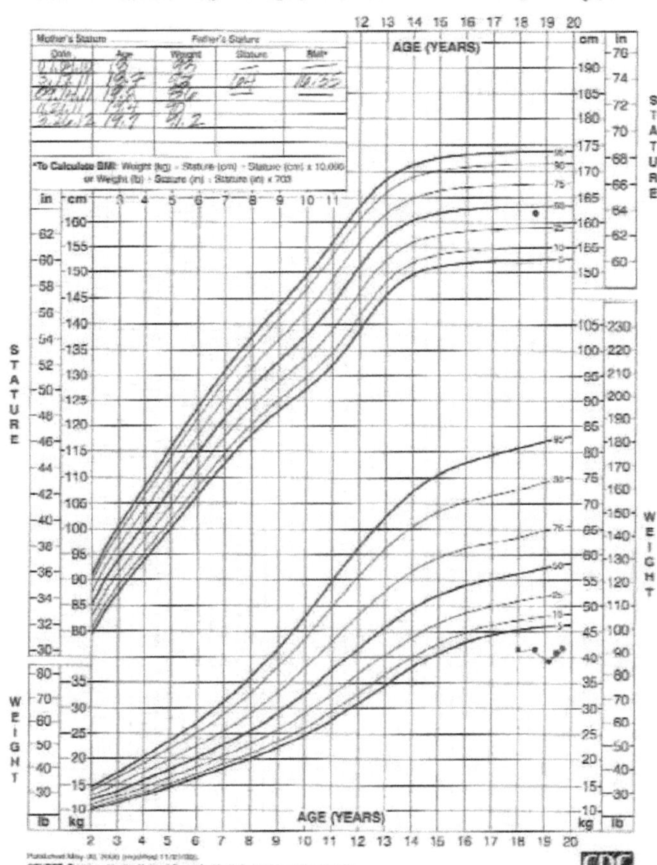


Figure 22. Clinical growth chart 5th, 10th, 25th, 50th, 75th, 90th, 95th percentiles, 2 to 20 years: Girls stature-for-age and weight-for-age

## 2 to 20 years: Girls
## Body mass index-for-age percentiles

NAME 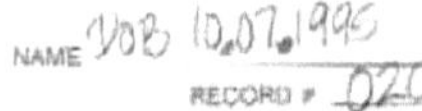


RECORD # 020

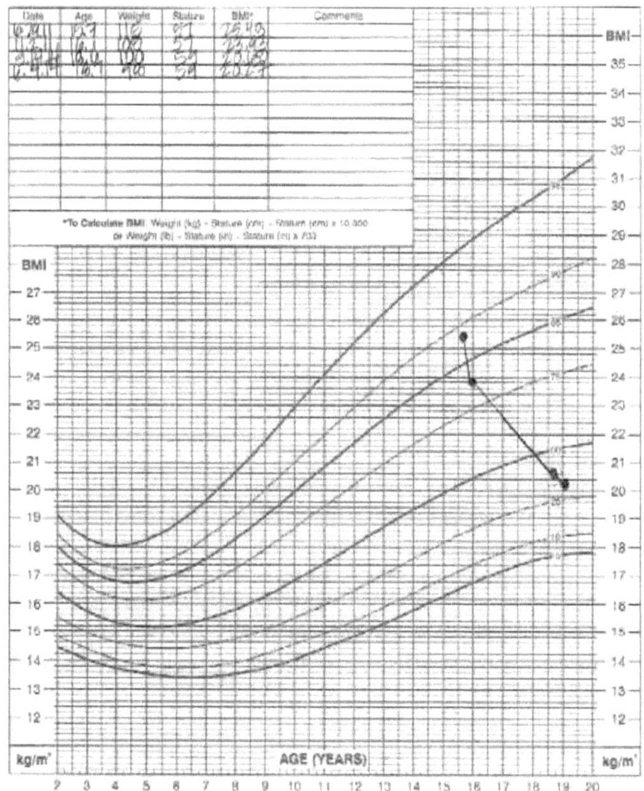


Published May 30, 2000 (modified 10/16/00).
SOURCE: Developed by the National Center for Health Statistics in collaboration with the National Center for Chronic Disease Prevention and Health Promotion (2000).
http://www.cdc.gov/growthcharts

CDC
SAFER · HEALTHIER · PEOPLE

**Figure 24. Clinical growth chart 5th, 10th, 25th, 50th, 75th, 85th, 90th, 95th percentiles, 2 to 20 years: Girls body mass index-for-age**

## 2 to 20 years: Girls
## Stature-for-age and Weight-for-age percentiles

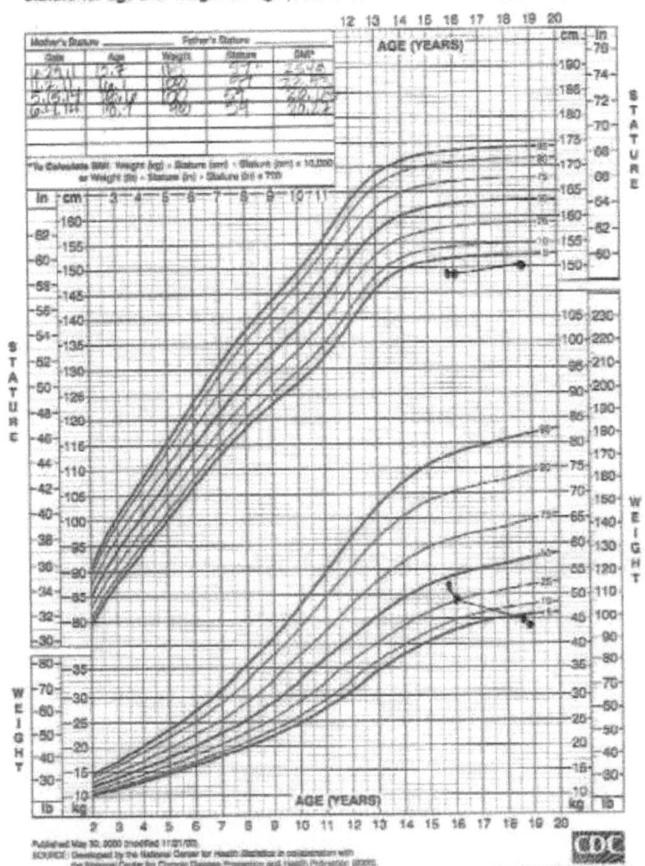


Figure 22. Clinical growth chart 5th, 10th, 25th, 50th, 75th, 90th, 95th percentiles, 2 to 20 years: Girls stature-for-age and weight-for-age

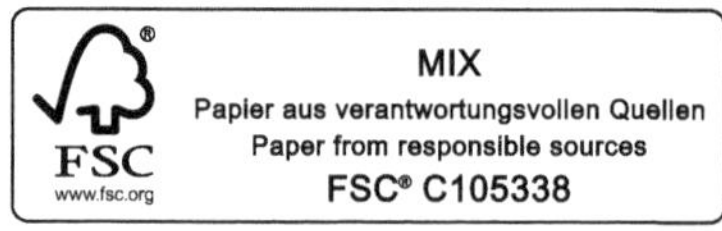


Printed by Books on Demand GmbH, Norderstedt / Germany